军队卫生装备从业人员任职培训系列教材

军队卫生装备学

主　编　罗二平　粟文彬　申广浩
副主编　汤　池　李向东　江　鹰　谢康宁
　　　　张　鹏
编　委　(按姓氏笔画排序)
　　　　马晓玉　王东光　王军学　王显超
　　　　云庆辉　文　峻　田　越　刘　娟
　　　　闫一力　孙　涛　李　杰　李　彦
　　　　杨继庆　吴小明　范清刚　季　林
　　　　周永帅　赵　英　胡兴斌　柴春雨
　　　　徐巧玲　郭　伟　郭永平　崔　骊
　　　　漆家学

第四军医大学出版社·西安

图书在版编目（CIP）数据

军队卫生装备学/罗二平，粟文彬，申广浩主编 . —西安：第四军医大学出版社，2013.4
（军队卫生装备从业人员任职培训系列教材）
ISBN 978 - 7 - 5662 - 0323 - 6

Ⅰ. ①军…　Ⅱ. ①罗…　②粟…　③申…　Ⅲ. ①军队卫生 - 卫生设备 - 设备管理
Ⅳ. ①R821

中国版本图书馆 CIP 数据核字（2013）第 073694 号

junddui weishengzhuangbeixue

军队卫生装备学

出版人：富　明　　责任编辑：朱德强　汪　英　　责任校对：杜亚男

出版发行：第四军医大学出版社
地址：西安市长乐西路 17 号　邮编：710032
电话：029 - 84776765　　传真：029 - 84776764
网址：http：//press. fmmu. sn. cn

制版：新纪元文化传播
印刷：蓝田立新印务有限公司
版次：2013 年 4 月第 1 版　2013 年 4 月第 1 次印刷
开本：787×1092　1/16　印张：10.5　字数：230 千字
书号：ISBN 978 - 7 - 5662 - 0323 - 6/ R·1188
定价：30.00 元

出 版 说 明

　　军队卫生装备是军队后勤装备的重要组成部分，是平时医疗和战时卫勤保障的重要物质基础，是武装力量实施卫勤保障所使用的医用器械、仪器、设备和卫生运输工具等的总称。随着科学技术的发展及新材料、新工艺的不断涌现，军队卫生装备的信息化、自动化、智能化水平不断提高，结构也变得越来越复杂，这对军队卫生装备的管理、使用和维护提出了更高的要求。依据总后卫生部培训计划，第四军医大学承担了全军卫生装备从业人员的培训任务，以提高军队卫生装备管理与技术骨干的业务素质。为了解决培训教材紧缺的问题，第四军医大学组织经验丰富的教师和技术骨干编写了《军队卫生装备从业人员任职培训系列教材》。

　　本套教材共四分册，分别是《军队卫生装备基础知识》《军队卫生装备学》《军队卫生装备管理规范》《军队卫生勤务学》。本套教材体现了基础与应用、知识与能力的结合，并注意处理好教材之间的联系与衔接，避免遗漏和重复。

　　本套教材在层次、水平上定位于任职培训教材，主要适用于军队卫生装备管理与技术培训，也可作为全军各级医疗机构医学工程人员和军队院校相关专业本科生、研究生的参考用书。

前　言

　　《军队卫生装备学》是面向全军卫生装备管理及技术人员的任职培训教材之一。其目的是提高军队卫生装备从业人员的业务素质,最大限度地发挥装备性能。

　　本教材共分七章:第一章介绍了军队卫生装备的概念及学科发展状况,第二章到第五章主要介绍了我军医疗卫生装备的相关情况,第六章介绍了外军卫生装备概论,第七章介绍了中外军队卫生装备发展大事记。

　　本教材在内容编写上,坚持"必需、够用"的原则,着重于我军卫生装备的现状、发展趋势、全寿命工作流程等内容的介绍。在每章前设置了"学习要点",便于学生明确学习的重点和难点;在每章后设置了"思考题",便于学生归纳、总结和思考。突出了教材的应用性、适用性和启发性,培养了学生的创新思维能力和知识应用能力,使学生能够系统了解和掌握我军卫生装备的基本内容和方法。本教材主要适用于军队卫生装备管理与技术培训,也可作为全军各级医疗机构医学工程人员和军队院校相关专业本科生、研究生的参考用书。

　　本教材编写过程中,得到了第四军医大学出版社的大力支持,在此表示衷心的感谢。由于编者水平有限,编写时间紧迫,教材难免存在错误、疏漏和不妥之处,恳请广大读者在使用中提出修改意见,以便充实和完善。

编者

2012-03-20

目　录

第一章 总 论

学习要点

1. 掌握军队卫生装备的概念及特点。
2. 掌握军队卫生装备学的概念、研究对象和内容。
3. 了解未来高技术局部战争的特点和主要发展趋势。

人类进入知识经济时代以来，以信息化为特征的新军事革命已经到来。从英阿马岛战争、海湾战争、"沙漠之狐"行动到科索沃战争，以及"911"事件后阿富汗反恐怖战争，局部战争有增无减。而且由于信息技术的融入，出现了新的战争形态——数字化战争。

在该战争形态中，首先，高新技术密集，指挥控制自动化，特别是由于运用了信息技术，使传统的热兵器产生出新的巨大杀伤力。其次，随着声、光、电磁和定向能等新概念武器和非致命武器的出现，使现代战争中伤员伤情复杂，复合伤、多发伤、烧伤、冲击伤明显增多。第三，由于远程精确制导武器的大量使用，以及各国对特种作战部队的重视，使传统的战场概念模糊，战斗在全纵深、宽正面的广泛空间内全面展开，作战区域流动，伤员伤情、分布及流向均不规则。这些严峻的现实对现代战争中的卫勤保障都提出了更高的要求。为此，各国军方对卫生装备都呈现出空前的重视，其目的就是要提高装备质量，最大限度地挽救军人生命，保持连续高效的战斗力，做到抢救、救护、后送、治疗、预防一体化，使军队卫生装备成为21世纪数字化战场的重要组成部分。

军队卫生装备是野战条件下实施战术卫勤保障的物质基础，随着各种高新技术武器的发展，以及数字化战争这一新的战争模式的出现，军队卫生装备对于降低战伤减员率、伤死率和伤残率有着重要意义。应运而生的军队卫生装备学是一门新兴的应用技术学科，它的形成与发展，对推动世界医疗卫生装备理论化、系统化发展，对推动我军医疗卫生装备事业的建设将起重要作用。本章将分为军队卫生装备的概念及其发展，军队卫生装备学的概念及其研究对象，以及高技术战争条件下卫生装备的发展和应用三节进行系统的介绍。

第一节　军队卫生装备的概念及其发展

一、军队卫生装备的定义

要搞清军队卫生装备的定义，首先要明确什么是"装备"，什么是"卫生装备"。对"装备"一词的内涵理解有很多说法，如1997年《中国人民解放军军语》对"装备"的解释是"武器装备的简称"，这种解释将武器装备的外延扩大了，但与人们通常的理解不一致，容易产生歧义。军事科学院余高达等主编的2000年版《军事装备学》中，将"装备"的概念界定为"军事装备的简称，是用以实施和保障军事行动的武器、武器系统和其他军事技术器材的统称。"这种界定比较符合我国军事装备的管理机制和人们的思维方式，因为不管是什么样的装备都是服务于军事目的的，都属于军事装备，即"装备"是属概念，在"装备"前面加限定词形成的下位概念是种概念，如"武器装备""保障装备"等。

如果从这个意义上来理解的话，那么"卫生装备"就是"装备"的种概念，"军队卫生装备"与"卫生装备"应是同一层次的概念，即二者等同。因为"装备"指的就是"军事装备"，在"卫生装备"前面加上"军队"进行限定，主要是区别于民用医疗装备、医疗器械，使其更加明确。而在"装备"概念前加限定词又有简称和全称之分，如"卫生装备"是"军队卫生装备"的简称。

军队卫生装备作为平时医疗和战时卫勤保障的重要物质基础，是勤务思想和科学技术有机结合的产物。因此，各国的勤务思想不同、装备体制不同，其对军队卫生装备概念内涵与外延的理解也不尽相同。如俄军的野战卫生装备定义是：为阵地、各个医疗后送站进行救治，也为各个卫勤部队和机关职能分队在野战条件下展开装备、仪器、设备、制式装备及卫生技术车辆的行为的总称，该定义将野战帐篷、发电设施、环境控制设施及与野战卫生装备有关的装备列入整个野战卫生装备使用范畴。德军将卫生装备列入军用卫生物资范畴，其对卫生物资定义为：卫生物资包括平时固定卫生单位（军医院、医疗所、卫生中心）、战时卫生单位（后备野战医院、200张床位野战医院）以及机动卫勤部队、部队卫勤单位所使用的设备、器械及全部消耗性卫生物资。其他如日军、美军等对卫生装备概念的理解与其大同小异。我军卫生装备是经过几十年实践摸索和理论研究逐步发展壮大的，其内涵和外延均体现了我军特色和装备体制，故本书将我军卫生装备定义为：军队卫生装备是武装力量实施卫勤保障所使用的医用器械、仪器、设备和卫生运输工具等的总称，主要用于救护、诊疗、卫生防疫、卫生防护和模拟训练等。

二、军队卫生装备的特点

军队卫生装备作为战时卫勤保障和平时训练及疾病预防的重要物质基础，必须在特殊军事环境和条件下满足伤员救治需要，确保"拉得出，展得开，救得下，治得好"的总体要求，这是军队卫生装备与民用卫生器材、器械与设备的本质区别，具体表现在以下几个方面。

1. **适应性**　适应性是指军队卫生装备在规定的环境条件下和预定的寿命期内，完成规定功能的适应能力。适应军队卫勤保障的各个环节，做到卫生装备与军事装备的同步发展，包括以下几个方面：①勤务适应性：应满足不同卫勤救治阶梯的救治任务需要，使勤务与装备紧密结合；②环境适应性：应能在规定的环境条件下保持正常工作能力，如温度、湿度、海拔高度、电磁干扰、防腐蚀、防潮、防冻等；③天候适应性：应能在一定的天候条件下使用，多数装备应能全天候使用；④时间适应性：应展收快、部署快、能分能合，可全部展开，也可部分展开；⑤人员适应性：装备自身应适合部队人员和伤员使用，符合人机工程要求；⑥运输适应性：装备及其包装应满足不同运输工具的运输条件要求。

2. **机动性**　机动性是指卫生装备展开、撤收、转移和运输的方便程度。主要包括3个方面的含义：①自行卫生装备的伴随性：即装备应展收迅速，具有伴随保障能力，能跟得上保障对象，甚至先于保障对象部署，实现"轮子上的后勤"；②非自行卫生装备的可运输性：即非自行卫生装备，如方舱等适合不同运输工具和陆、海、空运输条件，可吊运、吊装、整装整卸等；③装备及其外包装的集装性：即配套的卫生装备应能通过一定的外包装实现集装化，便于携行和运行，如各种医疗箱、卫生包等，做到结构简单、体小质轻、坚固耐用、性能稳定等。

3. **通用性**　通用性指卫生装备的设计、研制和选型等通用化的程度。主要有4个方面的含义：①军民通用：即军队卫生装备尤其是通用卫生装备应尽可能采用国内商业化产品及其规范，便于战时补给和民用卫生资源的利用；②三军通用：除特殊装备外，军队卫生装备应尽量做到三军能互换使用，便于三军联合保障；③零部件通用：尽量选用标准件、通用件，以便战时组织生产、补充和供应，以有利于轮换和互换；④装备的模块化组合：即通过功能单元和接口的统一，将装备以"堆积木"的方式模块化组合，以满足不同的勤务需求和形成不同规模的保障能力。

4. **集成性**　集成性是指军队卫生装备在技术上和功能上的集约综合，以期达到最佳保障效果。主要有两个方面的含义：①技术集成性：即充分利用综合集成技术、成熟技术，通过集成创新，提高装备的综合技术性能；②装备自身的多功能性：使单件装备尽可能一物多用，如集包扎、止血与固定功能于一身的多功能包扎固定器材，固定与后送相结合的伤员后送装备，心电监护、除颤、起搏结合为一体的急救装备，具有污染空气滤毒罐的呼吸机，具有活性炭吸附作用的急救包扎材料等。

5. **可靠性**　可靠性是指在规定的条件下和规定的时间内完成规定功能的能力，同时确保安全，即在运输、贮存和使用过程中，保证人身、设备与环境免遭危害的程度，体现装备的"人机化"设计思想。这对军队卫生装备至关重要，平均故障间隔时间、故障模式、影响及危害、电子元器件和电路的容差等必须符合相关国家军用标准。通过可靠性理论计算、实际试验、实验和使用相结合，使装备满足规定的可靠性指标。

6. **经济性** 经济性是指卫生装备在全寿命周期内消耗的总费用与该装备产生的效益之间的比例关系。军队卫生装备首先应注意实用可靠，确保完成规定的救治任务；其次要考虑经济性，以期达到最佳的性价比，防止出现功能上太大的冗余和不同装备间的功能重复。既要考虑具体的勤务要求、功能需求、使用需求等，还要考虑具体的国情和军情。

三、20 世纪军队卫生装备的发展回顾

从军队卫生装备发展历程看，军队卫生装备是为战争服务的，因而从冷兵器时代开始就有了野战卫生装备的萌芽，但真正具有目前意义上的野战卫生装备还是从 19 世纪末期开始的，20 世纪初期开始逐步走向正规。

1. **简易分散阶段（19 世纪末期—20 世纪初期）** 这一时期军队卫生装备的发展主要以第一次世界大战为代表，基本上是根据当时战争需要和技术水平，直接采用或临时改装民用品，如 1856 年第一艘改装医用船在中英战争时开始服务于英国舰队，1912 年德军使用了第一台简易流动手术车，第一次世界大战前期美军开始使用二轮马车进行伤员后送。这一阶段，各国对卫生装备概念内涵、发展内容的认识处于朦胧状态，属卫生装备发展雏形时期，特点是构造单一、功能简陋、简单移植、未形成专业化。

2. **功能扩展阶段（20 世纪初中期）** 这一时期卫生装备的发展主要以第二次世界大战和朝鲜战争为代表，大幅提升伴随保障的机动性，增强配套性。从 20 世纪 20 年代开始，法国、英国、日本、苏联等先后研制出具有不同规模的车载式医院；1920 年，俄军开始采用制式化的担架，标志着卫生装备标准化、正规化的开端；1938 年，德军研制出历史上第一台装甲救护车；30—40 年代，法国、苏联、南斯拉夫等国开始大规模使用帐篷与医疗箱组合式医院，救护车、医疗箱等开始向系列化方向发展；朝鲜战争期间，美军将救护直升机用于伤员后送。这一阶段，各国加强了对卫生装备内涵的研究，使卫生装备研究步入专业化，属卫生装备发展快速生长期，特点是功能配套化、性能机动化、规格制式化。

3. **综合完善阶段（20 世纪中末期）** 这一时期卫生装备的发展主要以越南战争、中东战争和马岛战争为代表，在前一阶段基础上，应用高新技术完善卫生装备功能，大力发展并不断更新以方舱、车辆、飞机、医院船为主的医疗救治平台。60 年代，美军首次将 MUST 集装箱式医院投放战场，标志着机动综合保障能力的进一步提高；随着核生化武器的发展，60 年代后，各种"三防"卫生装备成为各国军队，尤其是发达国家的又一重要目标；80 年代后，高技术战争显露端倪，各种高技术卫生装备也应运而生，如新型战伤急救材料、血氧液等技术保障装备技术水平大大提高。1980年，沙特阿拉伯推出世界上第一台空中医院。这个阶段的特点是世界各军事强国注重卫生装备整体保障能力和高技术应用力度，属卫生装备发展成熟时期。

4. **集约优化阶段（20 世纪末期—21 世纪初）** 这一时期卫生装备的发展以海湾战

争、科索沃战争及伊拉克战争为代表，开始步入信息化时代，属卫生装备发展新浪潮时期。与武器装备的即时伴随保障研究将高技术卫生装备推向前沿，出现了野战CT、单兵生命系统和远程医疗等高技术装备；卫勤指挥自动化装备成为野战卫生装备的重要组成部分。这一阶段的特点是野战卫生装备概念拓宽，以信息技术为主体的各种高新技术的含量增大，即时保障、远程保障能力增强。

四、我军卫生装备的发展历程

我军历来十分重视卫生装备的研究、生产与使用，把它看成是提高和巩固部队战斗力的重要条件。在历次革命战争中，我军一方面充分利用战利品，并积极采购和接受国内友好人士赠送的大量医药卫生器材和设备装备部队；另一方面尽一切可能利用有限的人力、物力和财力，加强研究和发展适于我军使用的各类卫生装备，努力改善军队卫勤保障的物质条件。早在建军初期，各根据地在国民党反动派的严密封锁和残酷围剿下，一切卫勤保障必需品都十分缺乏，我军当时靠缴获的医药卫生战利品和就地取材，较好地解决了战伤救治用品不足的问题。1931年我军正式建立起一系列的伤员救治机构，创办了中国工农红军医药卫生器材厂，研究出不少中草药制剂，以及竹镊子、竹探针、竹脓盘、竹筒听诊器等各种必需的战伤救治药品、药材，为解决当时伤员的救治发挥了很大的作用。

抗日战争时期，我军各个根据地分别建立起药品器材生产、供应机构，在有限的人力、物力和技术水平的基础上，研制出不少药品器材，改善了我军卫生装备。例如，在白求恩同志率领的加、美援华医疗队的指导下，不仅制作了许多简易实用的器材，而且利用民间就便器具，以木工锯作为骨锯、丝线代替缝合线、缝衣针用作缝合针、饭碗当成换药碗、硬纸筒与纱布做成麻醉口罩，同时还专门研制了供牲口驮运的木质"卢沟桥"医疗箱，能携带各种不同药品的器材，可作为移动式简易换药室、药房、手术室，适应了当时游击战的需要，有效地保证了伤员的救治。

解放战争时期，我军已经有了比较巩固的后方，此时提出了"后送线长而不使治疗间断"的要求，制订了战伤救治条例，健全了各级医疗救治机构，在实践中实行分级救治，使医疗后送组成为一个比较完整统一的医疗后送保障体系。同时，在战伤救治器材上也积极采取了一系列的措施，除因陋就简、就地取材制造足够的包扎、急救器材与后送担架、推（拉）车外，X线机、冰箱等较先进的医疗设备和卫生器材也开始陆续装备部队，特别是在1948年全军第一届药材工作会议召开后，正式制订了我军战时药材装备供应标准，建立了统一的供应制度，以保证战伤救治器材的及时供应和补充，使我军战时卫生装备有了较大的发展。

新中国成立后，随着国民经济状况的好转和科学技术的不断发展，工业水平有了很大的提高。为适应这种新形势、新特点，全军相继开办了医疗仪器维修训练班，建立起医疗器械检修单位以及专业研究机构。

朝鲜战争时期，1951年首先对急救包扎材料进行了规格化、标准化及其包装的研究，按统一的制式要求组织生产，装备全军。同时，根据当时卫勤编组和救治任务要求，在历次革命战争药材供应经验的基础上，于1953年正式颁发了一线部队战救医疗箱药材装备标准，并研制出我军第一代功能性与建制性相结合的医疗箱20余种，包括常备箱和战备箱两种，对作战部队采取配套直接分发的供应制度，改变了过去零散按级分发的供应办法，获得了供应快速、使用方便的效果。这套装备当时已配发给了志愿军的各级救治机构，发挥了较好的作用。

1957年1月总后卫生部制定了《中国人民解放军药品器械医疗箱标准（初稿）》，并建立了医疗箱试制小组，专门从事研制与改革医疗箱的任务。1958年1月正式成立了中国人民解放军卫生装备研究所，加强了我军卫生装备的研究。首先在吸取朝鲜战争中卫生器材改革经验的基础上，研制出一套功能较全、配套较完整的第二代医疗箱，全套装备共分11类、106种，于1961年8月在"全军战时卫生装备定型会"上定型；而且根据战伤救护需要，开始对一些笨重不适用的医疗卫生器材与设备进行研究改进，陆续研制出成套手术器械、小型蒸馏器、制式担架、电渗析制水设备、高原救护车、手术车、卫生列车等战时卫生装备。

在珍宝岛事件之后，通过总结过去装备改革的经验，结合现代战争特点和我军卫勤编组、运输能力等情况，在原有卫生装备的基础上，根据战备和援外任务的需要，相继开展了多项卫生装备研究。其中所研制的第三代医疗箱，于1971年8月在"全军卫生战备经验交流会"上，通过鉴定并定型生产，确定一类急需携行医疗箱统一装备全军；几年后，二类急需运行医疗箱通过鉴定。与此同时，还研制出一些新的医疗救护器材和卫生技术车辆，并于"八五"末期研制成功了系列卫生技术车辆。

20世纪90年代海湾战争以后，我军通过对新的战争形态和战争模式的深入研究和探讨，启动了方舱式野战机动医疗系统项目研究并取得了成功，该项目的研制成功结束了我军卫生装备缺乏固定医院规模、总体保障能力严重不足的时代。同时几种新的骨干机动卫生技术车辆和新一代医疗箱组相继研制成功并装备部队，使我军卫生装备整体保障能力有了较大的提高。"十五"初期，为了适应现代信息战卫勤力量的网络化部署，我军开始将信息技术融入卫生装备之中，研制了野战手术车、野战X线车等新的卫生技术车辆和野战运血车、野战制氧挂车、药械挂车等技术保障车辆，野战医疗箱组、野战急救车、野战防疫车、野战运血箱等14种装备配备到联合国维和部队使用，标志着我军野战卫生装备走向了世界。

回顾几十年的发展历程，我军卫生装备经历了从简单到复杂，从单一到系统，从过去的人背马驮到现在的舱、车、箱（囊）、帐篷等多种机动医疗平台的集约保障，从原来的单品种配发到目前的成系统、成建制地装备部队，从以往的封闭式研发生产到今天的军地优势互补的规模化制造等一系列过程。特别是"九五"以来，我军野战卫生装备研制已基本实现了由零星分散到系统配套、由光电信号到数字信息处理的转变，重点部队基本实现了机械化和初步的信息技术应用。借助历史的发展机遇，依托以往的经验和基础，利用高新技术推动、成熟技术综合物化，目前已初步实现了我军野战卫生装备的跨越式发展，形成了具有我军特色的卫生装备体系。从总体上，我军已基本满足现代战争卫勤保障对卫生装备的需求，但离发达国家还有一定的距离，任务仍很艰巨。机械化促进信息化，信息化牵引机械化，适应信息战条件下的卫勤保障要求，是今后相当长的时间内野战卫生装备的发展方向。

第二节　军队卫生装备学的概念及其研究对象

一、军队卫生装备学的概念

军队卫生装备学是一门以军队卫生装备研究、应用与发展、管理为基本对象，研究其基本理论与发展规律的学科。它是建立在现代工程技术、生物医学工程和军事卫勤学等多学科基础上的一门边缘性学科，也是军事医学的一个重要分支学科。对这个概念的理解应注意把握以下几点：①军队卫生装备学不是一般的学问，也不是关于军队卫生装备某一方面的理论，它是军事医学的一个分支，包括了装备的研究、发展、管理等理论，是用以提高军队平战时卫勤保障能力的理论与实践的综合性科学；②军队卫生装备学不是仅局限于研究军队卫生装备某一方面的活动规律，而是研究军队卫生装备全系统、全寿命、全要素管理的一系列实践活动的规律；③军队卫生装备学不仅要对军队卫生装备实践活动规律进行正确地理论抽象和概括，而且要用于指导军队卫生装备的实践活动。所以这门学科来源于实践，但应强调的是，它是由实践中的感性认识上升到理性认识，再用其形成的理性认识去指导实践，是一门实践性很强的学科。

军队卫生装备学作为一门新兴的军事医学分支学科，具有以下4个主要特性：①军事学术、科学技术的融合性：军队卫生装备作为一种用于军队后勤保障，尤其是卫勤保障的物质手段，决定了其军事属性的本质。同时，军队卫生装备又是科学技术的物化，军队卫生装备学又区别于一般的军事科学，涉及并包含着多学科的工程技术理论知识。因此，它具有军事卫勤学术和工程技术科学相融合的特征。②知识结构的综合性：军队卫生装备学不仅涉及经济、军事、科技等多个领域的许多学科知识，而且涉及军队后勤建设学、军队管理学、军队后勤指挥学、军队卫生勤务学等军事学科知识，并与这些学科的部分理论相交叉、相渗透，因此是一门集多种学科知识于一体的综合性学科。③研究范围的广泛性：军队卫生装备学既要研究中外军队卫生装备的历史和现状，又要研究军队卫生装备未来的发展趋势；既要研究军队卫生装备及其实践活动的一般规律，又要研究其不同国家、不同军队、不同军兵种、不同军队层次的特殊规律；既要研究军队卫生装备的总体指导规律，又要研究其各个方面、各个环节的具体指导规律和方法，因此是一门研究范围十分广泛的学科。④时代特征的鲜明性：每一时期的军队卫生装备都代表了当时的科学技术和生产力水平，明显地带有时代的烙印。现代科学技术日新月异，军队卫生装备飞速发展，军队卫生装备理论的研究具有很强的动态性，必须及时研究和充分反映当代军队卫生装备及军队卫生装备实践活动的新特点、新规律，因此是一门具有鲜明时代特征的学科。

二、军队卫生装备学的研究对象与内容

军队卫生装备学作为一门独立的学科与其他任何一门学科一样，有其特定的研究对象。它以军队卫生装备的研究、发展、管理的理论和实践为主要研究对象，在总结中外军队卫生装备系统的内在本质规律，预测军队卫生装备的发展趋势，探索军队卫生装备工作的优化途径的基础上，加以科学总结，形成具有时代特征的军队卫生装备理论体系。军队卫生装备学主要有以下基本研究内容。

1. 军队卫生装备学的基本概念　军队卫生装备学概念、内容及形成与发展，卫生装备发展规律及趋势，军队卫生装备学的理论体系，军队卫生装备学的研究方法等。

2. 军队卫生装备工程技术装备

（1）研制新型卫生装备　新型卫生装备研制包括两部分：一是根据卫勤保障需求和先进技术成果开发研制出新的卫生装备；二是新型卫生装备仿制，即根据要求模仿制造新的卫生装备。新型装备研制是卫生装备研究工作的主体，它通常可分为改进型、换代型和全新型三大类。①改进型研究：一是改善卫生装备性能或改变卫生装备用途；二是改进卫生装备或其零部件的结构、材料与位置，以较短的时间和较少的人力、物力、财力，将先进科学技术成果用于装备，提高和改进装备战技性能。②换代型研究：是根据卫生装备发展战略和经费支撑能力对卫生装备型号的发展作出的全局性筹划和安排而进行的研制。一般而言，一代装备代表某一时期的技术水平和保障能力，具有时代特征。③全新型研究：是根据现有成熟技术及新研究的技术成果、新材料、新工艺、新方法、新的卫勤保障要求研制的具有新功能或能彻底改变原有同类装备性能、战技术指标、使用方法，提高保障能力的装备。此类装备代表了未来数年的技术发展方向，有良好的技术发展潜力等。上述 3 类研制技术含量不同，差异较大，创新程度由低到高，形成一系列水平梯度，愈往后难度愈大，技术开发水平愈高，相应的军事效益、社会效益、经济效益也愈大。

（2）革新现役与老旧卫生装备　一种新型卫生装备研制成功，并装备部队后，经使用实践检验，在技术、战术性能上暴露出某些问题，有必要进一步加以改进。同时，随着时间推移，装备部队的卫生装备也逐步老化，其整体或部分性能落后而不能满足作业需要，有必要对其进行技术革新，进一步挖掘其技术潜力。革新也就是在原装备技术基础上进行局部改进，它是挖掘装备技术潜力，进行技术改良，提高装备效能的重要途径。装备革新的内容包括：改进装备结构设计、改进生产工艺和操作方法、改进设备工具和管理、节约能源和材料等。它不仅可以促进装备效能与效率提高，以满足平战时卫勤保障需要，而且还可以有效地改善部队人员的工作条件、环境，提高工作效率。实践证明，这种渐进性的装备发展方式对卫生装备研究有极其重要的现实意义。

3. 军队卫生装备关键技术　新技术及关键技术研究开发是卫生装备研究的创新性工作，是形成新卫生装备的第一起点，一旦技术开发研究成功，对卫生装备发展与创新将产生重大影响。目前制约卫生装备效能提高的关键技术，从共性技术上主要表现为人-机工程技术、计算机设计制造技术、生物医学工程材料技术、机电一体化技术和

系统优化与仿真技术；从个性技术上有气体分离技术、膜分离与水处理技术、人-机系统振动效应与评价技术、系统建模与功效评价技术、高分子材料改性与应用技术、人工智能技术等。

4. 军队卫生装备综合论证与评估　卫生装备综合论证与评估研究是指对卫生装备系统的综合分析、预测和评价。论证研究质量的好坏，直接关系到装备研究成果和平战卫勤保障的水平。根据涉及的空间和时间范围，通常分为战略型论证和战术型论证，前者从战略高度分析研究卫生装备系统，具有全面性、长远性和在一定历史时期内相对稳定性的特点。后者从属于战略决策，是局部的、具体的，既从战术必要性方面进行论证，又侧重于技术可行性的研究。

5. 军队卫生装备信息与标准化技术　军队卫生装备信息与标准化研究是军队卫生装备的技术基础研究。卫生装备信息研究是指在为卫生装备宏观管理决策和装备建设全寿命周期的各个方面提供科技信息服务与保障，并促进卫生装备信息交流和有效使用的工作。它包括外军卫生装备的研究动态和发展趋势；我军卫生装备发展动态，中外卫生装备样品（照片、录像、光盘等）展示与交流，国内外卫生装备、医疗设备新理论、新技术、新工艺、新材料的发展动态，卫生装备信息资源建设等。开展军队卫生装备标准化研究目的在于简化装备品种、规格，加快研制、生产准备过程，提高装备质量及其可靠性，扩大零部件的互换性，节省人力、物力，降低成本，提高生产力。卫生装备标准化研究包括卫生装备标准体系研究、卫生装备管理标准研究和卫生装备技术标准研究。

6. 军队卫生装备管理　军队卫生装备管理是指对军队卫生装备的发展、供应、使用和技术保障所进行的计划、组织、协调、控制等工作。它包括卫生装备研制（立项论证、方案设计、样机试制、定型试验与评审等）管理研究，野战卫生装备生产、扩试与购置管理研究，野战卫生装备使用、培训与维修管理研究，野战卫生装备技术的分级与定级管理研究，野战卫生装备的全寿命与退役管理研究等。

第三节　高技术战争条件下卫生装备的发展和应用

一、未来高技术局部战争的特点

1. 未来高技术战争的根本特点是信息战　我们说的高技术战争是指现代高技术群用于战争而形成的新的战争形态。现代高技术群包括现代侦察与监视技术、精确制导技术、自动指挥技术、电子对抗技术、生物技术等。所有这些技术都离不开信息技术，以信息技术为主导的高技术群使武器能量释放形态发生了质的变化。在农业时期的战争，主要使用的是冷兵器，能量释放形态是人的体能。工业时代的战争，主要使用的是热兵器，能量释放形态是热能（包括火药爆炸的化学热能和核裂变、核聚变的物理热能）。自从热兵器出现以来，经过几千年的发展，其物理、化学性能已经接近极限。

而核武器的爆炸威力则超过了战争的需要，可能造成人类不可预测的灾难，使之停留在威慑阶段。运用信息技术以后，人们找到了新的方向，出现了信息制约能量释放的新形态。正是这种新的能量释放形态对战争带来新的革命，推出了信息战这一新的战争形态。这就是高技术战争的根本特点。

2. 信息与能量的结合形成信息武器系统　高技术战争中信息技术不仅用于信息的获取、处理及传输，更重要的是信息与能量结合形成信息武器系统，包括软杀伤武器系统及硬杀伤武器系统。软杀伤武器系统又包括电子对抗与侦察系统，计算机处理、控制对抗系统，非致命性武器的软杀伤系统。硬杀伤武器系统包括各种信息化的作战平台系统、各种精确制导导弹系统、非致命性武器的硬杀伤系统。信息技术与能量相结合形成的信息武器系统主要是各种作战平台和导弹系统，由于信息与能量相结合，不但使作战平台及时获得信息，发挥效能，赋予弹体正确方向，而且弹体自动吸收信息，命中目标。这就超越了信息技术本身的功能，增强了武器原有的功能，形成新型的战斗力。目前在新型技术与武器的结合上，信息技术方面占的比重逐步升高。据统计，飞机为35%、舰艇为40%、导弹为45%。信息武器系统已成为高技术战争的重要特征。

3. 信息网络化构成信息战场的运作主体　仅仅在战争中大量使用信息技术和实现信息武器系统还不是完整的信息战，只有在信息技术与信息武器系统的基础上，用信息获取、传递、处理（包括指挥行动）三大系统联结为网络，并整体地开展工作，实现网络化以后才是完整形态的信息战。这是信息战的一个鲜明特点，也是以往战争所不具备的。

信息战战场除上述网络外，还需要有一个保障供应系统，来保障上述网络的正常运转。

战场信息网络化的最大优点是：①信息传递过程的直接与实时；②信息网络化使战场透明度空前增大；③能够处理大量信息，进行及时决策指挥；④信息与能量相互结合。

4. 未来高技术战争胜败的关键之一在于争夺制信息权　以往战争有"制空权""制海权""坦克制胜论"等提法，新的战争形态——信息战出现后就出现了"制信息权"的说法。所谓制信息权是控制战场信息的主导权，争夺制信息权主要包括三个环节，即信息的获取、信息的传递、信息的处理。斗争的手段可以归纳为侦察与反侦察、干扰与反干扰、破坏与反破坏、摧毁与反摧毁、控制与反控制。交战双方谁在这三个基本环节、五种基本手段上握有优势，谁就有胜利的可能。"制信息权"与上述"制空权""制海权""坦克制胜论"不同。后者都是突出和扩大某一种武器的功能，都有一定的片面性，而"制信息权"是综合性的，它渗透到战争的各个领域，是和战争的主动权、自由权、胜利权联系在一起的，因此是制胜的关键。

5. 信息战中会出现许多新的战法　信息战可能出现如下新的战法：一体化作战、非线性作战、纵深作战、新的机动战、远战、电子战、精确打击战和夜战。此外，信息技术缩短了信息获取和采取行动的时间，信息传递和处理的快速性使战争和作战的节奏加快。因此，可以达到战争和作战的突然性和快速性。如在科索沃战争中，北约在南联盟上空部署了50多颗卫星，首次使用了C3I系统、数十个导弹发射通讯指挥中心，使战场单向透明，使其在战场上使用的贫铀弹、集束弹、石墨炸弹、电磁脉冲弹等得到了应有的杀伤效果。

6. 非战争军事行动是与高技术战争并存的新事物　冷战结束后，和平与发展成为世界发展的主流，各国军队除准备应付局部战争外，还要参加各种非战争军事行动，包括各种危机处理、维和行动、灾害救援、抗暴行动等，军队的任务谱较以往有所扩大。非战争军事行动的特点是突发性强，政治色彩浓厚，执勤地点难以预测，规模及时间差异很大，要求部队在组织与装备上具有很大的灵活性和机动性。非战争军事行动虽然不归入高技术战争范畴，但同样是高技术军事行动，对于卫生勤务有很大影响。

二、军队卫生装备发展的主要趋势

1. 以数字化手段为技术增长点，达到卫生装备力量部署的网络化和信息化　从20世纪90年代以来，海湾、波黑及科索沃地区发生的几场局部战争和21世纪初期的伊拉克战争可以看出，未来信息战的作战空间更广，纵深幅度更深，如战役进攻纵深将扩大1/3~2/3，涉及海、陆、空、天的不同层面，每个层面都有巨大的杀伤力，要求卫勤保障力量必须实现网络化部署，与信息战五大系统（即遥感侦察系统、通信传递系统、决策处理系统、部队行动与武器打击系统和包括卫勤保障在内的保障供应系统）相互融合，从单兵到指挥总系统达到清晰的透明控制与协调统一，美军称之为"无缝隙（seamless）"卫勤。

在这种战争形态下，具有战线的非线性化，前后方区分的模糊化，伤员时空分布的不确定性及伤员流动方向的多样性等特点，要求卫生装备也应适应这种要求，以便融入到战场网络中去。主要将采取两种做法：

（1）从单兵到野战医院都融入信息技术　如美陆军在设计21世纪卫生部队时，从单兵到野战医疗机构等都表现为信息化，包括单兵状态监视器、单兵信息携载器、伤员舱、可移动的医疗咨询车、加强的装甲救护车、新的救护直升机、生理监视器、数字化的野战医疗机构等，构成一个完整的卫勤保障网络，做到"医疗与士兵共存"。

（2）远程医疗手段的应用　远程医疗是通过电子手段消除时间和空间界限，辅助伤员治疗或护理的保障方式，涉及以往救治阶梯和救护手段的多个层面，可提高整个战场伤员救护的系统性、连续性和实时性。目前比较成熟的有远程会诊、远程病理、远程放射等，并已用于战争。如美军在科索沃战争中，大规模使用了其包括远程医疗在内的"信息基础结构"，将阿尔巴尼亚境内的空中医院、欧洲的地区医疗中心及美国本土医院连接起来，共10个网点。而且美军还将在21世纪初使用其与MEDFAST相连的远程手术系统。

2. 以三军联勤的多维保障为立足点，实现卫生装备保障体系的立体化和装备的机动化　信息技术与其他高技术在武器装备上的综合应用，使未来战争的作战部署和作战行动向大立体转变；作战时空不确定、作战时间短、决战性增强、卫勤保障难度大、时效性强，需要在频繁机动中完成救治工作。为适应这种高度立体化和机动化的卫勤保障需求，许多国家正在逐步建立和完善立体化和机动化的卫勤保障体系和与之相适应的卫生装备编配定位体系。具体表现在：

（1）在保障体系上，建立陆、海、空三位一体的保障预案。三军联勤，平时处于预置状态，战时根据具体情况组织协调，如海湾战争和"沙漠之狐"行动中，美军将三军保障的指挥控制权交由海军，采用了两种保障体系：海上作战时由单舰编队（包括航母）的卫勤力量、舰队医院、医院船和美国本土医院组成；两栖作战时由陆战队医疗机构、卫生连、空中医院连、两栖运输船、医院船、舰队医院和本土医院组成。在科索沃战争中，为了提高机动能力，美军在阿尔巴尼亚部署了具有高度机动性的远征医疗队，全部装备都采用托盘化运输，可空投。

（2）在卫生装备编配体系上，由以后送功能为主的装备向以急救和连续救治为主的立体化治送结合装备体系转变，医疗通信技术贯穿救治的全过程，如美军在 2005 年投入 5 个数字化师，实行陆、海、空、天四维保障体系，由配置单兵状态监视器、手表式伤员寻找仪、伤员后送平台、医疗救护与远程医疗指导车辆、UH-60Q 救护直升机、气垫登陆艇、各种集装箱医院船、数字化野战医院和配备远程医疗设施的本土医院构成。美军预计，此套装备可使其保障能力在现有基础上提高 20%。

3. 以信息战特征和武器致伤特点为前提，确保卫生装备质量的高效化　在信息战条件下，作战环境复杂、作战强度空前激烈、战场气氛异常紧张，尤其是电子侦察与反侦察、两栖作战和空降部队，独立作战性强，是敌主要攻击目标，短期内会出现大量伤员；武器装备高效多元化，信息化武器如精确制导武器、遥感杀伤武器及其他高技术武器（如科索沃战争中使用的贫铀弹、集束弹、电磁脉冲弹等）的综合运用，常常导致多因素作用于机体，空腔效应及远达效应明显，复合伤、多发伤、烧伤、冲击伤增多，伤员伤情严重、复杂。因此，要求卫勤保障必须高效化。高效化主要表现在：快速、高效的伤员抢救，及时的治送结合，降低阵亡率、伤死率和致残率，缩短住院时间及提高归队率。

卫生装备高效可靠的措施主要有以下两种：

（1）单兵及火线救治装备的高技术化　将自动化技术、传感技术、生物技术、信息技术用于单兵及火线救治装备，使其小型、轻便、有效，使伤员可在伤后 10 分钟之内得到救治，为后续医疗救护创造有利的条件。

（2）野战医院的小型化和固定医院设施向作战地带的延伸　如海湾战争中美军已将移动式 CT 系统装备战地医院；同时，为了实现野战医院的小型化，美军研制了一种创伤伤员高级外科单元（ASSTC），类似一种圆顶型帐篷结构，可深入前沿地带进行快速手术支援，展收时间为 30 分钟，功能独立，可相互连接，可用降落伞空投，高度机动，适于极度冷热环境及 NBC 环境。这套装备将使美军战区医疗单位的救治能力大大提高，可使伤死率降低 25% 左右。

4. 以透明度增强的信息化战场为依托，完善卫生装备效能整体控制的自动化　信息战条件下，作战双方为了争取主动，首先通过先进的通信指挥系统实施远距离、大纵深、防区外打击，使战场的透明性增强，如科索沃战争中，北约在南联盟上空部署了 50 多颗卫星，首次使用了 C3I 系统和 B-2 隐形轰炸机，数十个导弹发射通讯指挥中心，使战场单向透明；同时由于信息与能量相结合，使信息武器系统（数字化武器、数字化作战平台）能进行信息接收和控制，打击快速、准确、命中率高。在这种作战模式下，伤情发生突然，准备时间短，时空跨越性强，要求有先进的自动化装备，使装备效能得到及时辐散，采取的措施主要有以下 3 种：

（1）指挥通讯系统　如"沙漠之狐"行动中，以美国、英国为首的多国部队征集了 2 万多台 GPS 接收机，其中一部分用于卫勤保障，如美军第 11 医疗后送团的两架 UH-60A 飞机上都配有 GPS 接收机。

（2）卫勤决策模型　美军目前开发了数种类似模型，如使用常规武器进攻和防御时的卫生减员与不能归队的减员估计模型；核武器条件下减员与后果的估计模型；在非核战争中处理减员的模型——这种模型可以用作建立一种可以预计 30 天内卫生减员和不能归队的减员的自动化系统；卫勤部门卫勤技术保障的数据库模型及各种战争条件下卫勤能力评估及决策树模型等。

（3）专家信息系统　如美军在科索沃战争中，动用了其战区卫生管理信息系统，可为战场上的卫生人员提供及时、准确的信息。它由 6 个子系统组成，即战区陆军医用血液制品管理信息系统、陆军伤员统计和报告信息系统、陆军医疗调度信息系统、卫生补给信息系统、卫生装备保养信息系统、验光配镜管理信息系统。

5. 以多样化的卫勤任务为切入点，把握卫生装备与相关保障要素的互为渗透化　未来信息战条件下，在争夺制信息权的同时，还可能伴随 3 种作战模式：以远程打击、突防和精确制导为主的非接触式战争，如科索沃战争；以大量高技术兵器的战场投放为主的非线性战争，如海湾战争；核生化武器威慑下的以多种武器系统为先导的高技术战争，如"沙漠之狐"行动。这 3 种模式可能分别作为战争进程中的某一阶段而同时存在，也可能因完成战争的预期目的而在某一种模式下终止，而且往往利用夜战赢得主动。

由于战争模式不固定，使卫勤任务的种类、规模和环境由单一型向多样化发展，点多面广，集约综合。这就要求卫生装备必须能适应各军兵种及各种作战模式的时空变换要求，实现立体纵深大跨度的功能伸缩。为了做到这一点，主要将在各层次水平上使卫生装备各个子系统之间相互渗透，优势互补，主要体现在 5 个方面：①军民之间的相互渗透：如科索沃战争中，南联盟军队就充分利用了地方卫生资源展开卫勤保障，将参加过波黑冲突的民间医疗力量保存起来，在某种程度上取得了"以劣胜强"的效果；②三军之间的相互渗透：通用装备可在三军之间互换使用；③装备功能之间的相互渗透：即根据不同的任务类型、规模和环境的需要，将信息化和常规的卫生装备以积木式方法进行模块化组合；④战时保障与平时训练的相互渗透：重视卫勤训练器材的发展，同时夜战时的装备保障训练是近年来外军的又一特点；⑤特种装备与常规装备相互渗透："三防"卫生装备发展迅速，新武器防护研究从未间断，同时还重视使常规卫生装备具有"三防"性能和防卫能力。

三、军事装备的"三化"

（一）定义

1. 通用化　通用化是在互换性的基础上，通过简化和优化，最大限度地扩大零件、部件、产品（通称"单元"）使用范围的一种标准化形式。

2. 系列化　系列化是根据某类产品的使用需求和发展规律，将其主要参数用一定的数列作合理的安排和规划，并对其形式和结构进行规定和统一，从而有序地指导该类产品发展，形成按一定系列发展的产品，满足社会广泛需求的一种标准化形式。系列化的种类：整顿型、预研型和综合型。实现系列化的主要程序：①确定基本参数系列；②编制产品系列型谱（规划）；③设计、研制、生产系列产品。

3. 组合化　组合化是指在对某类产品进行功能分析和结构分解的基础上，划分并设计、生产一系列通用模块；随后，在新型装备设计、研制时，选用标准模块，补充设计、研制专用模块和零部件，组合成不同需求的新产品、新装备的一种标准化形式或方法。

（二）军事装备"三化"的作用意义

推行"三化"是解决要求与现实之间矛盾的战略举措。

1. 降低研制费用，解决高技术装备所需的高投入与经济承受能力有限这一矛盾的重要选择。

2. 是降低研制风险、缩短研制周期的重要措施。

3. 是提高战斗力和陆、海、空、天一体化作战效能的有效途径。

4. 有利于提高我军后勤保障能力，有利于现有装备的更新改造，延长有效寿命。

5. 是在装备需求多样化和批量不大的情况下，发展规模经济生产方式的必由之路。

（三）军事装备"三化"工作的基本任务

1. 开发和建立通用的"三化"资源。

2. 在装备型号立项和研制中，开展产品"三化"论证和设计。

3. 组织"三化"产品的生产。

4. 对"三化"工作进行监督。

思考

1. 军队卫生装备的定义及特点是什么？
2. 军队卫生装备学的研究对象和内容是什么？
3. 谈谈你对未来高技术局部战争的卫生装备发展趋势的认识。
4. 思考如何能够以正确的方法学习和掌握军队卫生装备学这门课。
5. 军事装备的"三化"指的是什么？

第二章 我军医疗卫生装备
——机动医疗装备

·学习要点·

1. 熟悉我军医疗卫生装备中的机动医疗装备现状。
2. 熟悉机动医疗装备需要具备的特殊性能。
3. 了解几种典型的机动医疗装备。

我军的医疗卫生装备在近几年中得到了跨越式发展。以部队需求为牵引,以高科技为手段,坚持勤务、装备、技术相结合,抓住机遇,形成了火线救护装备、野战机动装备等八个系列百余项产品,实现了由零散装备向系列化、通用化和组合化装备转变;由一般携行装备,向大型自行装备转变;由简单的固定、后送器材,向使用多种高新技术和材料的集成化、智能化装备转变;由自成一体,向与军事装备、其他后勤装备协调发展转变,形成了具有我军特色的以舱、车、箱、囊为骨干的野战卫生装备体系。

本书将我军医疗卫生装备分八个部分、四个章节来讲述。八个部分分别为:机动医疗装备、急救装备、后送装备、诊疗装备、保障装备、防疫防护装备、信息装备和专用装备。后面几个章节我们将详细介绍我军的医疗卫生装备状况,鉴于篇幅的限制,本书只摘取其中一部分内容作为重点,其目的有两个方面:一是让大家了解我军医疗卫生装备的现状;二是启发大家的思路,能在以后的工作中更好地为我军医疗卫生装备事业努力。

本章为机动医疗装备。机动医疗卫生装备的最大特点就是机动性,以满足战争环境下的需要,包括医疗箱、卫生技术车辆、医用方舱、卫生帐篷、医院船、空中医院等内容。这些装备主要是用来满足战争条件下伤病员的救治和后送任务。每个章节中列举的装备只是我军现有装备的一部分典型代表。

第一节 医 疗 箱

医疗箱是指配装标准规定的战备药材和基本卫生装备等内容物，供平战时防治伤病用的制式箱、囊、包等装备的总称。医疗箱具有装备统一、便于供应、展收迅速、使用方便等特点。但随着科学技术的发展及卫生装备本身外延的扩大，医疗箱功能有所拓宽，将那些不具备集装箱或医用方舱功能的箱、囊、包及其与医疗救治、防疫等有关内容物的结合体统称为医疗箱。

一、医疗箱的现状和发展趋势

外军医疗箱的发展较早，可以追溯到16世纪中叶。第一次世界大战期间，随着帐篷式医院的出现，将其配置的急救、手术、化验单元等的核心装备，采用比较简易的方式包装，类似现在的医疗箱。第一次世界大战后，医疗箱被各国军队相继采用。1922年，苏联军队正式按照不同功能将急救、绷带交换、手术诊疗、药房、检验及专科治疗的药品器材，采取不同方式，配装成医疗箱；第二次世界大战期间，实现了医疗箱制式化。此后，各国在历次局部战争中都广泛地把医疗箱作为骨干野战卫生装备之一。虽然20世纪60年代以后，随着集装箱工业和集装化运输工业的发展，方舱式机动医疗系统得到广泛的应用，但对医疗箱的发展从未间断过。从目前看，无论是发达国家还是发展中国家，都把医疗箱作为一种通用性装备来发展。各国的国情、军情及勤务思想不同，对其发展和使用程度也不尽相同。医疗箱与帐篷、卫生技术车辆组合，卫生装备及其技术支援装备都按功能组合装箱，形成功能各异、规格不同的箱、囊、包，到达救治地域后，可快速组合，利用箱体自身的功能与卫生帐篷及技术车辆共同形成战时医疗救治机构的作业平台。

目前外军医疗箱箱体的材料趋于用工程塑料、玻璃纤维增强材料、聚酯织物或轻金属（铝）等材料，以利于减轻医疗箱重量，增加箱体强度。如德国的Zarges医疗箱，采用铝合金轻金属，重量轻，密封采用喷胶冷塑法，防水性和抗震性能好。美军1975年制定的军用标准（MIL-36961A）规定的两种规格的医疗器械供应箱，箱体均采用ABS工程塑料，尼龙搭扣，组成全塑医疗箱。外军的医疗箱有大小不同规格，大的类似于小型集装箱，小的类似于一般袋、包，形成大箱套小箱的组合模式。

我军医疗箱的发展也日趋完善。以聚乙烯树脂为主要原料，不锈钢配件，氯丁烯泡沫橡胶为密封件的新型野战医疗箱系统的研制成功并投入应用，新型战位急救箱、卫生员背囊、军医背囊的研制成功，标志着我军医疗箱装备已完成了"代"的转换。

目前，医疗箱系统中大量应用模块化技术，包括医疗箱与帐篷的组合式单元。在医疗箱与帐篷组合单元中，模块化技术应用的核心是将各种医疗箱的功能按模块分类，随机组合，形成不同规模的机动野战救治单位。如美军的REA灾害医院由14个模块组成，共有500多个医疗箱，可组成具有200张床位的医院。挪威的NORHOSP医院由 11 个模块组成，可通过不同组合形式形成不同的救治机构，能组成 50~250 张床位的医院，其中 50 张床位的医院由 720 个医疗箱（包）组成，每个医疗箱内可分成数个小的模块区，按功能组装，便于取用。

二、医疗箱的分类

各国的卫勤体制不同，国情不同，医疗箱的分类方法也不尽相同。外军一般按功能将医疗箱分类。我军对医疗箱通常有如下两种分类方法，即按功能分类和按结构形式分类。

1. 按功能分类

（1）单兵战位医疗箱类　包括防护盒、卫生盒、卫生员包（囊）、军医包（囊）等，是用于单兵、战位人员进行自救互救的装备。

（2）携行医疗箱类　携行医疗箱亦称急需携行医疗箱，是供战时紧急医疗救治使用的制式医用箱，在缺少运载工具或运输受阻时可由医护人员携行。每箱（囊）均按一定的功能要求，装有相应的标准药材和基本卫生装备。运行医疗箱是供平战时野外开展医疗救治工作使用的制式医用箱，内装规定的战救药材、战时常备药材及基本医疗设备，外形尺寸规格化，适于车、船、飞机等运输工具运行和人力搬运。同时数只医疗箱可组成不同功能的台，如治疗台、检验平台等。携行医疗箱可装备于连、营、团（旅）、师及医院卫勤分队等各级救治机构。

（3）卫生防护医疗箱类　专指供核、化、生战伤救治和卫生防护使用的医疗箱。

（4）特种医疗箱类　泛指采血箱、运血箱等。

2. 按结构形式分类　运行医疗箱按结构形式一般可分为普通型与特殊型两类。普通型多为上开盖的箱体结构。特殊型的包括前双开门箱、斜开箱与抽屉箱等。

三、医疗箱的主要战术技术要求

医疗箱作为一种基本野战卫生装备，为适应卫生勤务的需要及战时使用的特点，应满足以下主要战术技术要求：

1. 医疗箱的编配、组合应与我军的后勤装备体制相适应，满足战时各医疗阶梯医疗救治任务的需要。其药材品量应在符合标准规定的前提下，留有适当的机动空间和备份，以适应特殊作战条件的需要。

2. 医疗箱应在满足功能要求的前提下，达到通用化、系列化、组合化（模块化）的要求，并尽量减少品种、数量，做到携运方便，以最大限度地满足机动作战的要求。其中尺寸参数的设计应与国军标标准《硬直方体尺寸系列》及《平托盘标准》相协调。

3. 医疗箱应具有较好的环境适应性，保持在高温、高湿、低温（防冻）、雨淋、振动冲击条件下正常工作的能力，并便于洗消和伪装。

4. 医疗箱的箱体结构应在保证坚固、耐用的前提下，合理选材、力求轻量化；简化结构，不带易失落零件；并在可能条件下做到一物多用。

5. 箱内药品器材的布局应合理，取用方便并符合"上轻下重"等原则，对于易碎和贵重物品，应有适当的防振措施。

6. 医疗箱的产品标志及勤务符号（红十字）应符合 GJB2126-94 野战卫生装备通用规范的规定。

四、几种主要的医疗箱

1. WXX2000 野战医疗箱组

（1）主要用途　WXX2000 野战医疗箱组（以下简称医疗箱）是集师以下部队战备药材和基本卫生装备形成的防化、防水、可空投运输的包装件模块，便于部队机动保障，以满足卫勤规定的师以下部队救治单位救治任务的要求。医疗箱组适用于师救护所、旅救护所、团救护所、营救护所，也适用于医院机动救治分队。

（2）组成　医疗箱包括通用医疗箱、专用医疗箱、大型基本卫生装备箱和台面板。其中，通用医疗箱又分为通用双屉医疗箱、通用单屉医疗箱和通用空腔医疗箱 3 种。专用医疗箱又分为专用盒盘医疗箱、专用病历医疗箱和专用空腔医疗箱 3 种。图 2-1 为部分医疗箱实物图。

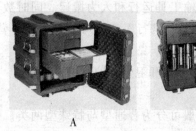 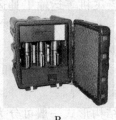 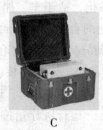 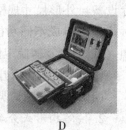

A　　　　　　B　　　　　　C　　　　　　D

图 2-1　部分医疗箱实物图

A. 通用双屉医疗箱；B. 通用单屉医疗箱；C. 通用空腔医疗箱；D. 专用盒盘医疗箱

（3）使用环境条件　环境温度与相对湿度：医疗箱可在环境温度-40℃~40℃条件下（除输注液体长时间贮运外）正常使用，使用环境的相对湿度一般不大于 90%（25℃）。

（4）防水性能　箱体全部浸入水面至少 5cm，浸泡时间不少于 1 小时，不渗漏。

（5）三防性能　医疗箱体表面具有易洗消性和耐洗消性。受化学污染后，不影响个人防护器材的操作使用（不包括餐饮食品、医疗用品等物资加工）；经洗消后能正常使用。

（6）运输性能　医疗箱适应多种运输工具长途运输，装载于运输车厢内，在三级公路或急造公路上，常速运行 1000km 以上，箱体无破损，内装物无损坏。

2. S2000 军医背囊与卫生员背囊

（1）主要用途　军医背囊与卫生员背囊适合渡海登岛作战部队使用，以适应抢滩时携带战救药材涉水登陆，在滩际地带展开，对短时间内发生的大量伤员实施紧急救治。

（2）尺寸与质量　军医背囊尺寸为 35cm×17cm×52cm，卫生员背囊尺寸为 31cm×

14cm×47cm，公差均为0.4cm。军医背囊质量每只不大于9kg，卫生员背囊质量每只不大于7kg。

第二节　卫生技术车辆

卫生技术车辆是配装有药材、医疗器械、设备等，具有某种医疗救治、卫勤保障功能的专用车辆，亦可称为医用车辆。它是机动医疗单元的一种形式，也是机动卫生装备的重要组成部分，分轮式和履带式两种。军用卫生技术车辆一般选用越野汽车底盘改装（4×4或6×6），具有野战条件下实施医疗救治和随行保障能力，有良好的环境适应性和工作可靠性。既可独立使用，又可组配成不同规模的机动医疗系统，对野战条件下伤病员的快速救治具有重要作用。

一、卫生技术车辆的发展概况

历次战争卫勤保障经验证明，提高战伤救治机构机动性对提高战伤救治效率具有重要意义。因此，各国在努力改进卫勤保障机制和方案的同时，十分重视机动医疗装备和机动医疗单元的研制、开发，强调高效的卫勤保障手段，提高机动保障能力，尽量靠近前沿阵地。

国外卫生技术车辆发展较早，1911—1912年，世界上第一台流动手术车在德国诞生。第一次世界大战期间，英国、美国分别研制出X线车、细菌检验车，法国雷诺公司研制出卫生试验车、外科医院车，日本研制了野战卫生车、淋浴车、防疫水处理车等，并在战争中发挥了作用。第二次世界大战期间，专用卫生技术车辆正式出现。1941—1945年，英、德、法、苏联、瑞士等国先后在战场上使用流动手术车。同时，德国推出了"轻型""重型"流动手术车，苏联将野战手术车正式装备作战部队，并不断拓宽开发领域和应用方式。20世纪50年代后，设计思想不断从局限于战时应用向平战结合使用转变，新一代的卫生技术车辆从局部战争使用扩大到灾害医学和预防医学领域，使之在和平环境中得到进一步运用和发展。60年代后，逐渐构成各种卫生技术车辆综合体系，相继出现了急救手术、医技保障、卫生防疫等不同类别的卫生技术系列车辆，这些技术车辆的开发利用，不论平时或战时，都收到了良好的效果。

从20世纪60年代初发展至今，我军卫生技术车辆的研制、使用，经历了一个从无到有，从单一功能的车辆向多种功能卫生技术系列车辆的过渡。据不完全统计，目前我军已有救护急救类、医疗类、诊断类、防疫侦检类、卫材保障供应类等不同类别的卫生技术车辆30多种（图2-2），其中大部分已小批量生产试装部队。

随着汽车工业的发展和先进专用设备的运用，近年来研制的新型卫生技术车辆的整体技术性能有了显著提高。动力性、机动越野能力、环境适应性、可靠性、可维修性、安全有效性和作业能力等明显增强。由于所选汽车底盘发动机功率大，通过性好（6×6），越野能力强，又采用了标准化设计的大板式厢式车身，提高了车辆的环境温度

军队卫生装备学

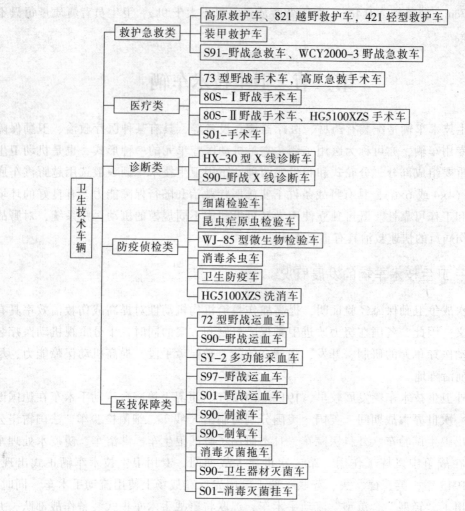

图 2-2　我军主要卫生技术车辆

适应性，指标由过去的工作温度-25℃~40℃，提高到现在的-41℃~46℃，同时也提高了抗风沙、烟雾、真菌及"三防"能力。智能仪器设备的广泛采用，不仅简化了使用操作程序，而且大大提高了设备运行的可靠性和整车卫勤作业的可靠性。

二、卫生技术车辆的发展趋势

因卫生技术车辆具有较好的战术机动性，各国军队仍将以卫生技术车辆作为骨干卫生装备研究和发展。其发展趋势如下：

1. 稳定现有门类系列，局部改进提高　现有类别和品种相对稳定，重点提高单车技术性能，特别是机动性和可靠性，以满足现代战争条件下机动保障需要。另一方面提高车辆利用率和不同类车辆间的组合配套使用能力，如俄军对消毒、防疫车辆的改进提高，实现了液位自动调控，增加了水泵压力和工作可靠性，扩大了工作适应温度范围，实现了车辆与同类功能装备综合使用，收到了良好效果。

2. 车、舱、帐篷组合使用，扩大使用范围，发挥最佳效能 美、俄、英、法等发达国家，都在积极采用车辆、方舱、帐篷按需要组合使用方式，例如俄军特种医疗队卫生装备，就采用组合形式。该组合实现了不同掩体形式医疗单元的有机结合，在车臣冲突中得到成功运用，伤员死亡率低于1%；英军由25辆汽车和拖车组成的60张床位机动医院，可独立或组合使用，有良好通过性和环境适应性。

3. 运用高新技术，加强新品种预研力度 以远程医疗为例，随着信息网络技术的发展和多媒体技术的成熟，远程医疗已开始用于军事卫勤领域。许多国家把远程医疗技术渗透到卫生装备系统各个方面，其中卫生技术车辆也不例外。美军认为，远程医疗是战斗卫勤系统各治疗阶梯密切联系的纽带，正在研究一种机动医疗咨询车辆，这种车辆作为远程医疗中转站，使前方医务人员随时通过远程医疗与各治疗阶梯取得联系，美海岸警卫队最近已将远程医疗系统装在急救车上，通过网络进行图文传输，减少了伤员分类负担，使伤员治疗快速、及时、有效，大大提高伤员救治率。

核生化威胁和核生化武器仍然存在，外军对"三防"车辆的研究极为重视。美军自20世纪90年代开始相继装备了MA3型狐式核生化装甲侦察车。韩国和日本等国最近研制了由装甲人员输送车改装的"三防"侦察车；我军核生化卫生技术车辆研究比较薄弱，今后应重点放在加强卫生技术车辆"三防"能力和"三防"卫生技术车辆研制上，增加品种，提高性能。

三、卫生技术车辆的分类

卫生技术车辆的分类，较为常用的有两种，即按结构形式分类与按功能分类，现分述如下：

1. 按结构形式分类 卫生技术车辆按车厢结构形式可分为客车式、开式、闭式、可扩展式、挂车式等。

（1）客车式多用于汽车底盘尺寸较小的情况，为了充分利用底板面积，将车辆设计成客车型，如S90-野战手术车等，现已很少采用。

（2）箱式非扩展式的闭式车辆，用于工作空间不大而对舱室密闭性要求较高的车辆，如检验车等；而开式车辆则用于舱室内要求具有强大的通风或有害气体排出能力，对舱室的密闭性要求不高的车辆，如消毒灭菌车（及挂车）等。扩展式厢式车用于要求工作空间大的车辆，如手术车、X线车等。

（3）挂车式卫生技术车辆，多用于工作地点相对稳定，即一次转移后工作周期较长的车辆，如制氧挂车、门诊治疗车等。

2. 按功能分类 目前主要采取按功能分类方式。卫生技术车辆主要分为7类，即：救护车系列、急救车系列、诊疗车系列、卫生防疫车系列、医用技术保障车系列、卫勤信息支援车系列和远程医疗车。每类系列中包括若干车种。

四、几种主要的卫生技术车辆

军用卫生技术车辆系列、品种较多，下面列举几种典型的产品以作示例。

1. S01-40 野战手术车（图 2-3）

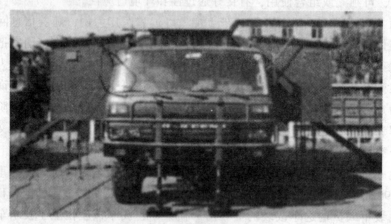

图 2-3　S01-40 野战手术车

（1）主要用途　与救护所列编装备配套使用，为战术地域和战役地域前沿卫勤保障提供外科救治手段。

（2）基本结构

①底盘：汽车底盘选型符合"后勤通用厢式车底盘选型"的要求，改装后不降低原车性能指标。

②车厢：车厢采用双面电动扩展形式，能满足车上扩展要求；在有限元计算基础上，取固定舱底板厚度为 80mm，其他壁板厚 52mm，扩展板厚 43mm；夹层大板结构，板间以角件、包角连接；展开、撤收后分别实施橡胶条密封。

③设备及内部布局：车上配备野战外科手术所需的仪器设备，主要有手术床、麻醉机、氧气瓶、监护仪、高频电刀、活动器械台等。内部布局见图 2-4。

④主要配套设备：包括水、电、暖、冷设备。

2. S01-200 野战 X 线诊断车

（1）主要用途　用于野战条件下 X 线诊断，对伤病员胸、腹、四肢、颅脑及腰椎等部位进行透视和摄片，主要完成骨折诊断、异物定位等。

（2）基本结构

①汽车底盘：选用 EQ2102 二类越野汽车底盘改装。除车架纵梁前、后端各设两只螺旋千斤顶外，底盘其他结构不变。

②车厢：车厢形式为单面扩展大板方舱式，外形和相关尺寸符合 CX45 "后勤通用厢式车"要求。车厢由固定厢体和扩展厢体两部分组成。

③扩展厢体：包括扩展顶板、扩展底板、扩展端板、扩展侧板；扩展顶、底板电动展、收，扩展端、侧板手动展、收；各大板间及门口采用橡胶条密封；车厢通过底

架与汽车底盘车架连接。

④主要设备及内部布局：主要设备设施有 X 线透视、摄影系统、X 线影像后处理系统、诊断床、洗片机、观片灯、附件柜、球管箱等。内部布局见图 2-5。

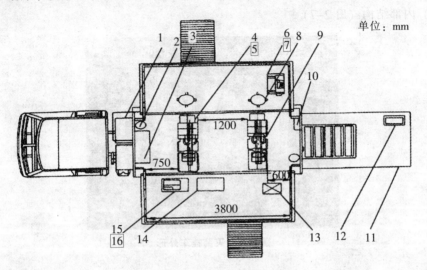

图 2-4　野战手术车内部布局图

1. 空调；2. 氧气瓶；3. 敷料柜；4. 手术床；5. 多功能手术冲吸机；6. 监护仪；7. 麻醉机；8. 圆凳；
9. 手术灯；10. 配电箱；11. 准备帐篷；12. 野战洗手装置；13. 折叠小车；14. 活动器械台；15. 高频
电刀；16. 折叠小车

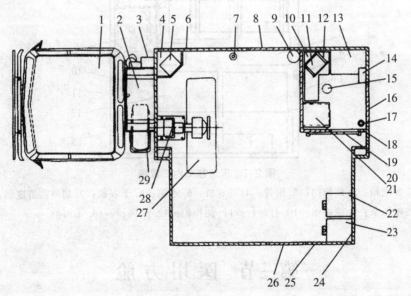

图 2-5　野战 X 线车内部布局图

1. 驾驶室；2. 空调系统；3. 暖风系统；4. 附件柜；5. 近台监视器；6. 固定舱体；7. 地漏；8. 右侧通
道门；9. 污物桶；10. X 线主机；11. 隔室监视器；12. 计算机显示器；13. 影像系统；14. 配电系统；
15. 工作椅；16. 后门；17. 地漏；18. 隔墙；19. 推拉门；20. 洗片机；21. 储片箱；22. 球管箱；23. 影
像增强器箱；24. 扩展端板；25. 扩展侧板；26. 扩展侧门；27. 诊断床；26. X 线机架；29. 备胎

3. S01-200 野战消毒灭菌挂车（图 2-6）

（1）主要用途　用于野战条件下昼夜完成手术所需的器械及衣、巾、单的洗涤和消毒灭菌。

（2）内部结构（图 2-7）

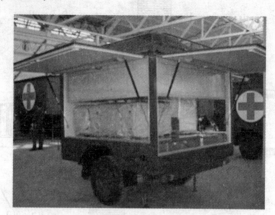

图 2-6　灭菌挂车外形

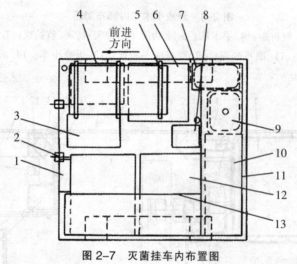

图 2-7　灭菌挂车内布置图

1. 配电箱；2. 维修门；3. 附件；4. 洗衣机；5. 水箱；6. 干衣机；7. 超声波清洗器；
8. 增压泵；9. 洗刷池；10. 打包台；11. 储物柜；12. 灭菌器；13. 无菌柜

第三节　医用方舱

方舱是一种在野外条件下能够对工作人员和设备仪器提供适宜环境和安全防护的自承重舱室。它具有荷重比大、密封性好、隔热性强、机动性好等特点，能适应多种运输方式（公路运输、铁路运输、船舶运输、空运、直升机吊运、短程行走、拖车滑行等），并有利于实现快速装卸。

医用方舱是配装有各种医疗设备、设施、仪器及药材，能独立展开医疗救治或技术保障的专用方舱，是一种可移动的医疗单元。一种医用方舱可以单独使用，也可按照不同的使用要求将几个方舱组合在一起，配备相应的辅助单元，形成相互配套、类型不同和规模各异的机动野战医院或诊疗所。

一、国内医用方舱的发展概况

军用方舱是在民用集装箱基础上发展起来的一种机动军事装备。国外军用方舱的发展始于 20 世纪 50 年代初期，并在 60 年代得到广泛应用。

我国军用方舱起步较晚，从 20 世纪 80 年代起，我军才开始着手方舱的研制。80 年代初期，首先由电子工业部为空军研制了第一台过渡型 "F400" 骨架式电站方舱。接着，航天部开始了大板式方舱的研制工作，将大板式方舱应用到电子设备和武器系统中去。我国医用方舱的发展始于 90 年代初期，为了提高我军野战条件下的机动医疗救治水平，研制了我军第一台医用方舱——S92 手术方舱。该舱是 4m 双扩大板式方舱。双扩舱在我国属首次研制，它是利用重锤平衡式原理设计的反对称式扩展形式，由于它是一个随意平衡系统，扩展舱展开时安全、省力。舱体展收 2 人仅需 10 分钟，撤收 2 人仅需 5 分钟即可完成。

S95-100 野战医疗系统，研制于 20 世纪 90 年代中期，主要包括医疗救治功能单元、伤员检伤分类与收容（病房）功能单元、技术保障功能单元。其中医疗救治功能单元含 8 种功能 10 台方舱，技术保障功能单元含 11 台方舱。

核化伤员急救方舱由 1 台 4m 单扩舱连接一顶帐篷组成。按功能可分为伤员救治系统、三防系统和辅助保障系统三部分。核化伤员救治系统由设备、仪器、药材等硬件和急救方案、诊断智能化软件组成，三防系统由通风滤毒装置、压力检测控制装置组成，辅助保障系统由方舱与帐篷、电力保障系统等组成。

船用医疗模块系统由 8 个 12.2m 和 10 个 51.8cm 的功能模块组成，其中医疗功能模块 14 个，技术保障功能模块 4 个，主要有指挥室、眼耳鼻喉诊治室、X 线室、消毒供应室、药材贮藏室、隔离病房、手术室、术前准备/污染手术室、护理站、中等伤/重伤病房、烧伤/重症监护病房、检验室等。该系统可在 "世昌号" 舰上或民用集装箱运输船上展开使用。可用于医疗救护训练、医疗救护及战时组建模块化医院船或野战机动医院。

综上所述，我军医用方舱虽然发展历史较短，但发展速度较快，应用范围较广，技术水平也在不断提高。

二、医用方舱的发展趋势

1. 不断提高满足吊装、叉装和通用化运输的能力　外军医用方舱外形规格较统一，符合国际标准组织（ISO）或北大西洋公约组织（NATO）或本国方舱标准，可采用多种运输工具，同时医用方舱的装卸可利用吊车、叉车或采用随舱配备的升降装置，靠人工、机械（液压）和电力装卸，便于野战条件或平时抢险救灾条件下使用。

2. 重视环境适应性和防护能力的提高　在不断改善舱体密封性能的同时，还注意配备良好的空气调节系统，以适应在恶劣条件下的工作需要。

3. 标准化、通用化程度不断提高　在满足医疗救治工作需要的前提下，力求做到舱体构件、附件的标准化、通用化，内部配备的设备、仪器采用固定式或半固定式进行合理布局，能合能分，使用方便；实现简易的箱体组装设计，非专业人员经过短期培训，即能有效、快速地安装与展收，如美军展收一个 MUST 扩展方舱，4 人仅需 30 分钟，展开整个 MUST 或 MATH 野战医院也仅需 4 小时。

4. 向多功能化发展　医用方舱可根据情况灵活使用，如卫材供应、对固定医院的支援等。

5. 力求实现装备模块化　将医用方舱与卫生帐篷根据需要以"积木"方式自由组合，形成前线医疗所或大型综合野战医院。

三、医用方舱的分类

目前对军用方舱还没有统一的分类规定，主要有按结构形式、使用功能、装载功能、运输方式等方式分类。下面主要介绍按结构形式的分类方法。

1. **按舱体结构形式分类**　大板式方舱和框架式方舱。

2. **按方舱用途分类**　简易型方舱、普通型方舱、高级型方舱和特殊型方舱。

3. **按方舱展开方式分类**　非扩展式方舱、扩展式方舱和可拆卸式方舱。

（1）扩展式方舱收拢后运输尺寸与非扩展式方舱相同，展开后使用面积有较大增加，其中又可分为单侧扩展式、双侧扩展式等。

（2）非扩展式方舱多数用民用集装箱改成，主要供制液、储血或水电系统用；扩展式为专门设计制造，具有使用时可扩大容积，运输时可缩小体积的特点。主要供设置外科手术、临床化验、医疗急救等使用，以满足医疗救治工作的需要。

扩展式箱体的展收方式有三种：折叠式、抽拉式和"风箱"式。

四、几种主要的医用方舱

1. S92-手术方舱

（1）主要用途　S92-手术方舱拟编配师、旅医院，野战医疗所（队），用于对危重伤病员实施手术急救和治疗。

（2）结构组成　S92-手术方舱总体结构由 4m 双扩方舱和一顶 4m×3m 的帐篷组成。舱体与帐篷连接展开布置图，见图 2-8。

①方舱结构：方舱由舱体、升降装置、调平装置、附件等组成。

②采暖、通风、降温装置的结构

采暖：为电加热形式，由 15 只 1kW 电热管和 3 个 2000F2XD 轴流风机、进出风格栅及壳体组成。该加热器固定于方舱前端器械柜下方。热风通过格栅导向，吹入舱内各处。

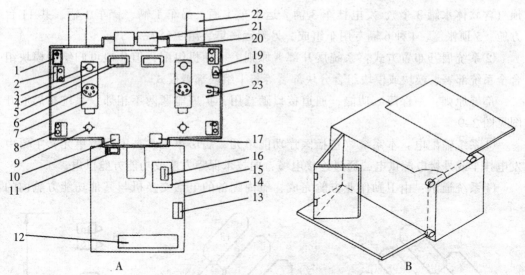

图 2-8 S92-手术方舱示意图

A. 舱体与帐篷连接图；B. 舱体扩展原理图

1. 附件柜；2. 吸引器；3. 污物桶；4. 器械台；5. 器械托盘；6. 手术灯；7. 手术床；8. 麻醉台；9. 圆凳；10. 水箱；11. 洗手池；12. 折叠床；13. 暖风机；14. 帐篷；15. 折叠台；16. 电煮沸消毒器；17. 配电箱；18. 单孔手术灯；19. 方舱；20. 器械柜；21. 空调；22. 梯子；23. 深部手术灯

通风：由 4 个 125F 轴流风机和过滤网组成。4 个风机固定在扩展舱端壁上，形成两进两出的换气方式。过滤网用于滤除空气中的尘埃及其他颗粒。

降温：降温采用两台窗式空调器。空调器固定在方舱的前端板处。

③电路系统：电路系统主要由供电、配电和用电三部分组成。

④水路系统：水路系统主要由水泵、水箱、水柜、橡胶水缸及管路组成，完成不同水源的上水和供水。

⑤主要设备：S92-手术方舱内的主要设备有手术灯、万能手术床、麻醉机、深部手术灯、电动吸引器、扩创清洗台、单孔手术灯、折叠手术床、电煮沸消毒器等。

2. S95-100 野战医疗系统

（1）主要用途 S95-100 野战医疗系统主要用于野战医院完成战时伤病员的救治任务，也适于平时野外作业、灾害救援等野外环境下对伤病员进行抢救和治疗。

（2）系统结构特征与工作原理

①系统构成与配置：本系统由医疗功能单元、病房单元、技术保障单元三部分组成。

医疗功能单元：由术前准备方舱 1 台、手术方舱 2 台、急救方舱 2 台、临床检验方舱 1 台、X 线方舱 1 台、药械方舱 1 台、卫生器材灭菌方舱 1 台、卫勤作业方舱 1 台、检伤分类帐篷 1 顶，共 8 种功能 10 台方舱和 1 顶帐篷组成。

病房单元：主要由帐篷组成，包括术后观察帐篷 2 顶、特护帐篷 2 顶、普通病房帐篷 13 顶、治疗帐篷 3 顶，共 4 种 20 顶帐篷。

技术保障单元：由技术保障方舱 5 台、通道方舱 6 台、通道帐篷 2 顶、供水帐篷 3

顶（含软体水罐3个）、发电挂车3辆、运水车1辆、吊车1辆、铲车1辆，共11台方舱、5顶帐篷、4种6辆专用车组成，另附运输集装箱9台。

②系统展开布置方式：系统展开部署原则上可随机组配，但一般可归纳为模块组合全系统部署、模块或模块组合分块部署等若干组块部署模式。

部署原则：一保障二功能，通道接口随意用，扩展舱两两不相邻。系统布局展开图见图2-9。

③系统输配电：本系统（包括医疗功能单元、病房单元、技术保障单元）主要由发电挂车或外接电源供电，通过连接电缆，向技术保障方舱或功能方舱供电。

④系统通讯：由卫勤作业方舱完成，舱内配备的电话交换机与其他功能方舱内的

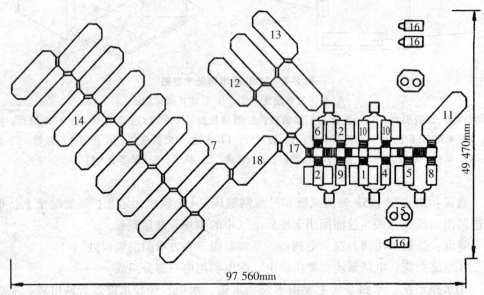

图 2-9 系统布局展开图

1. 术前准备方舱；2. 手术方舱；3. 技术保障方舱；4. 药械方舱；5. X线方舱；6. 卫勤作业方舱；7. 通道方舱；8. 卫生器材灭菌方舱；9. 临床检验方舱；10. 急救方舱；11. 检伤分类帐篷；12. 术后观察帐篷；13. 特护帐篷；14. 普通病房帐篷；15. 供水帐篷；16. 发电挂车；17. 通道；18. 护士办公室

电话终端组成小型野战网，使网内各用户之间以及网内用户与远程终端之间实现语言、传真、数据通信。本地用户配置CHA、CHD、CHT等接口，电话线均选用适于野外使用的被复线，型号为TGE-T01。

⑤系统医用气体配置：系统采用集中供氧的方式，供氧设备安装在技术保障方舱内，向术前准备方舱、手术方舱、急救方舱及特护帐篷供氧。

⑥系统水路配置：控制进水泵将水站的水泵放入保障舱的水箱，供水泵将水箱的水泵入各功能舱用户。控制6kW的电加热器调节水温不低于5℃。水位控制器控制进水泵的启动与停机。各功能舱用水开关控制供水泵的启动。控制高温循环流动水以防冻。

（3）部分单元内部布置　手术方舱内部展开布置图见图2-10。急救方舱内部展开布置图见图2-11。

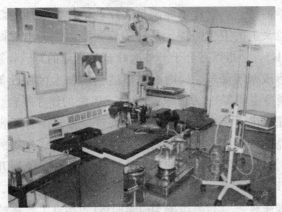

图 2-10　手术方舱内部展开布置图

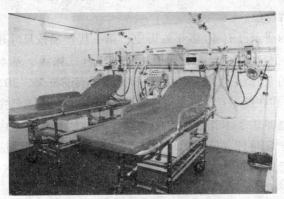

图 2-11　急救方舱内部展开布置图

第四节　卫 生 帐 篷

卫生帐篷是在普通帐篷的基础上加以改装，作为野外医疗救治作业单元掩体的专用帐篷。由于帐篷结构本身具有轻便、展收迅速、购置费用低等优点，至今仍是军队在野战条件下，为各医疗机构提供移动式掩体的主要装备。随着科学技术的进步，其结构形式在不断地改进完善，更加简单和轻便，而且隔热性能进一步提高，使之有了更好的应用前景。

一、卫生帐篷的概况

帐篷作为军队野营住房的一种主要装备，它的普遍应用已有400多年的历史。而帐篷作为野外医疗救治作业的掩体使用，也已有上百年的历史。但由于卫生帐篷与普通宿营帐篷之间的界限并不十分明确，因而在一个很长时期内，对专用卫生帐篷的研制重视程度不够，二者基本上是通用的。20世纪70年代以前，各国军队的卫生帐篷，基本是在普通宿营帐篷的基础上稍加改装而成的，虽然也形成了制式装备，但由于未体现出医学及卫生学的特点，远远不能满足医疗救治作业条件的需要。由名义上的卫生帐篷过渡到实际意义上的卫生帐篷，是伴随着帐篷医院的出现而完成的。所谓的帐篷医院（tent hospitals），是指以适合于野外医疗救治作业的野营帐篷为掩体的、可以用不同方式连接起来形成密闭部署，同时配备以适当的技术保障设备（供电、供水、供氧、负压气体以及暖冷空调等），从而构成移动式医院的作业平台。由于帐篷医院的上述特点，对卫生帐篷提出了更高的性能要求。而这些要求是普通帐篷所不具备的，这就促使专用卫生帐篷的研制有了较大的发展。在原有框架式帐篷的基础上，相继出现了"自支撑框架式"帐篷、不同形式的充气帐篷以及各种快速展开式帐篷（如典型的DRASH 帐篷）等，其主要特点是展开快速、轻便，环境适应性好，少带易失落零部件等。其中可扩展式帐篷医院（如美国的 DEPMEDS），其卫生帐篷的结构可根据需要进行扩展，组合成满足不同床位需要的野战医院。但卫生帐篷的发展还处在提高性能、优化结构的不断完善阶段。

我军卫生帐篷的研制已有 40 多年的历史，第一代产品按尺寸规格共分为三个型号（卫一号、卫二号、卫三号），是一种带有中柱的支杆式帐篷，基本结构与普通宿营帐篷相同。其后研制的 73 型卫生帐篷也基本未突破原有的框架。20 世纪 90 年代中期研制的 93 型卫生帐篷和在此基础上改进的 95 型通用卫生帐篷，已完成设计定型并批量装备部队。该型帐篷是供手术作业的专用帐篷，其结构和环境适应性都较老式装备有了明显的提高。由于它是独立使用的单一式装备，因此还不能适应帐篷医院密闭部署的需要。至于其他形式的卫生帐篷（如网架式快速展开帐篷和充气式帐篷），目前尚处在研制阶段，还未形成正式的装备品。

二、卫生帐篷的发展方向

由于帐篷具有轻便、经济的特点，使得作为帐篷式医院主要掩体的卫生帐篷具有较好的发展前景。目前国内外的卫生帐篷均已从单一式向组合式转化，以适应野战条件下卫勤作业的需要。其发展趋势表现为：一是系列化，即在统一基本结构的前提下，形成不同尺寸系列的帐篷，以适应不同医疗功能单元的需要；二是模块化，即设计几种基本的标准（通用）部件或组件，然后根据不同用途组合成所需形式（尺寸、布局、规模）的帐篷；三是提高帐篷的"三防"性能，以适应核生化条件下开展正常医疗救治作业的需要；四是进一步改善卫生帐篷直曲环境条件，以适应繁重医疗作业条件下人–机工程学指标的需要。其中包括对帐篷本身围护结构的改进以及与其配套的移动式采暖、通风、空调设备的性能提高等。

三、卫生帐篷的分类

卫生帐篷一般有两种分类方法：一种是常用的按结构形式分类，另一种是按用途分类。

卫生帐篷按其结构形式可分为支杆式（中柱式）、框架式与充气式三大类。中柱式又分为单中柱与双中柱两种，目前已很少应用，属淘汰产品。框架式还可分为刚性框架式与折叠框架式两种，而刚性框架中又可分为固定式和可扩展式两种。充气式卫生帐篷也有两种形式，即气肋式与气撑式（也叫气被式）。

卫生帐篷按其功能可分为普通型与"三防"型两类。所谓"三防"帐篷是指为适应核生化条件下的防护需要而研制的特种帐篷。

四、卫生帐篷的技术要求

作为医疗救治功能单元掩体的卫生帐篷，既有相同于一般宿营帐篷的一般要求，又有其特殊的要求。

1. 一般要求

（1）卫生帐篷的总体尺寸系列设计，应能满足不同医疗作业功能单元对室内面积及空间的需求，并应符合标准化要求，其包装尺寸亦应符合相关标准的规定。

（2）卫生帐篷的总体框架与围护结构，应具有在规定的环境条件下，保持正常工作的能力，并不应低于普通帐篷对连续工作耐久性及对于包括保存期在内的寿命周期的要求。

（3）卫生帐篷应具有较好的灵活机动性及展收方便性、可运输性，能随行各级医疗机构，完成卫勤保障任务。

（4）卫生帐篷应具有较好的牢固性与可靠性，以及在规定风载、雪载作用下的稳定性。

（5）卫生帐篷的内部有效空间尺寸及配置设施，应能为完成规定的医疗作业任务，提供良好的人-机工程条件。

（6）卫生帐篷应具有良好的防水、防霉和阻燃（或自熄）性能。

（7）结构应尽量简单化，力求做到一体化，不带易失落零部件。

（8）应便于包装运输。

2. 特殊性要求　由于卫生帐篷的工作特点有别于普通宿营帐篷，为此对其提出如下特殊性要求：

（1）卫生帐篷的结构形式，应能适应野战医院各组成单元的密闭部署及分散部署两种模式的需要。为此，帐篷的结构设计应考虑相互间的连接方式和连接通道在伤员流及物流等的动态状况下的适应能力。

（2）卫生帐篷的设计应考虑与采暖、通风、空调设备相配套的设施，并能保证在供暖（冷）条件下内部温度的均匀性，区域性温差应控制在适当范围内（一般为5℃~8℃）。

（3）在冬季采暖时，无论是采取机械通风，还是自然通风（排风），均应保持室内工作区及伤病员居住区空气中CO_2含量符合公共卫生学要求。

（4）卫生帐篷内应有医疗照明、医用气体供应（氧气、负压气体等）管线的接口设施，保持室内布局的有序化和条理化，其照明设施应能满足不同医疗作业及生活起居的照度需要。

（5）卫生帐篷的进出口处应设置缓冲间或隔离带，通风口应设有过滤装置，以保证室内卫生及空气清洁。

（6）卫生帐篷内部壁面及地板应光滑平整，便于洗消，无死角。

（7）对有密闭部署要求的卫生帐篷，应配备相应的防火设施，并考虑人员疏散时（防空）的合理通道门（孔）设计。

（8）卫生帐篷顶部的红十字标志应清晰、耐光、耐磨、不脱落，并应符合相关标准的规定。

五、几种主要的卫生帐篷

目前我军现行装备的卫生帐篷，以及可以用作卫生帐篷的通用型帐篷有四种主要型号，即73型卫生帐篷Ⅰ-Ⅰ、NZW96-2/1型通用卫生帐篷、网架式折叠帐篷（DRASH帐篷）以及扩展式充气帐篷（气肋式）。现将上述四种帐篷以及与之相关的国外同类产品分别介绍如下：

1. 卫生帐篷 Ⅰ-Ⅰ（73型）

（1）用途及适用范围　主要供野战医院手术医疗用。

（2）主要技术参数

展开状态外形尺寸（长×宽×高，mm）：6200×5000×3250（顶高）（围墙高：1750）

有效使用面积（地板 m²）：31

总质量（kg）：153

（3）结构简介　该帐篷为四坡顶、双中柱支杆式结构。篷布为双层，外篷布为一个整体，内篷布分成篷顶和围墙两部分。篷顶上设有两个天窗，前后端面上各设有一个带门斗的门（孔口、软帘），两侧面围墙上各设四个窗（孔口、软帘）。帐篷用2根中柱（4节），1根横檩、14根围墙立柱及4根门斗立柱支撑。四周用18根拉绳、18根地桩将帐篷固定在地面上。

该帐篷为无保温措施的双层篷布结构，仅适合于在无采暖要求的地区或气温不低于20℃的条件下使用。同时帐篷内有两根支柱（中柱），对于展开医疗作业有一定影响。其优点是结构简单、轻便、造价低。

2. NZW96-2/1型通用卫生帐篷

（1）用途及适用范围　该型帐篷作为卫生帐篷Ⅰ-Ⅰ（73型）的换代装备，主要供师医院、旅（团）卫生队等卫勤分队在野战条件下对伤员实施急救手术使用。

（2）结构简介　该型帐篷为双坡顶框架式结构，其外形见图2-12，由支承框架、篷布、地布和拉绳、地桩等组成。

3. 快速展开式通用帐篷（DRASH帐篷）　该帐篷是引进美国展开式医院系统公司（DRASH）的产品，为一套具有6种规格尺寸的系列帐篷。

用途及适用范围　由于该帐篷具有轻便、展开迅速（6人，10分钟）的优点，特别适合于机动医疗分队作为卫生帐篷使用，同时由于具有彼此间可以配套、连接的特点，因而特别适合移动式医院密闭部署的需要。如图2-13所示是利用DRASH帐篷搭建的野战医院。图 2-14 是其中的Ⅵ型帐篷作为特护室使用时的展开状况。

4. 气肋式充气帐篷

(1) 用途及适用范围　为用于各种业务的通用型帐篷。比较适合于集中密闭部署的野战医疗机构使用。

(2) 结构形式简介　TMB 帐篷（法国产品）的地板为整体结构，两侧围墙上分设 2 个窗孔（帘），前后山墙上各设一个门洞（帘）以及一个可以与其他单元连接的装置。充气肋与篷布之间为可拆式连接，必要时可拆下更换。在每两根充气肋之间采用铝制管件支撑，以增加帐篷的稳定性。篷布材料分为三层，内外两层为可焊接的聚丙烯塑料，中间层为对化学毒剂具有防护功能的屏蔽层。材料之间的接合采用高频电子焊接工艺。与传统的缝合、胶合相比，其安全性和可靠性均有所提高。

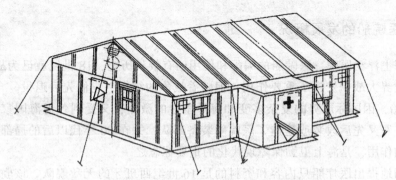

图 2-12　NZW96-2/1 型卫生帐篷外形图

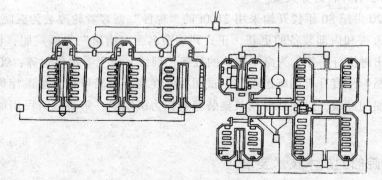

图 2-13　DRASH 野战医院布局图

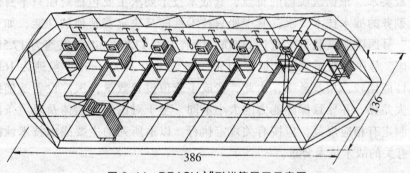

图 2-14　DRASH Ⅵ型帐篷展开示意图

第五节 医 院 船

医院船是指在海上收容治疗伤病员的专用勤务船。船上具有与完成早期治疗和部分专科治疗任务相适应的医疗设施和技术力量，主要用于：①担负舰艇部队海上作战、两栖作战等海上伤病员医疗后送体系中的一级救治阶梯救治后送来的伤病员；②充任海上机动医院，为舰艇编队提供伴随保障，或在近岸、港口，前进基地接收和救治从陆上后送来的伤病员；③为其他舰船补给药品器材；④平时，可执行海上巡回医疗任务，提供门诊、会诊及日常医疗保障服务，也可为海上医疗队、预备役医务人员及医学院校学生提供海上实习、训练的平台，以提高海上适应能力。

一、医院船的发展概况

作为海上浮动医院，医院船的编配和使用已有较长历史，18世纪就已为战争服务，在第二次世界大战中发挥了重要作用，但随着战争的结束，它们先后退役。自20世纪70年代开始，因国际形势的复杂多变和海洋争夺的激烈，又受到各近海国家的普遍重视，部分外军又先后改装或建造了医院船装备部队，并在80年代以后的局部战争中发挥了应有的作用，是海上卫勤保障现代化的重要标志之一。

较确切地提出医疗船只内容和资料的是16世纪西班牙的无敌舰队，该舰队在医院船上配备有85名外科医务人员。

我军在20世纪80年代开始采用2100t的"琼沙"型客货轮改装为医院船的尝试，并经过多次改进和内部装备的更新，正式列编命名为"南康"号医院船，设床位100张，已多次出海执行任务，为海军部队的战备、训练、施工等提供保障；90年代末又研制成"世昌"号直升机训练医院舰，试图探索在集装箱船甲板上加医疗集装箱模块后成为医院船的经验，以便战时动员集装箱船作为医院船，解决战时民用船动员为医院船的问题。

二、医院船的战术技术要求

1. 一般要求　根据医院船的特点，其战术技术要求主要包括对船只本身的技术要求和救治勤务的战术技术要求，其中船只技术性能又决定着其他的性能，如美海军现役"安慰"号医院船满载排水量达6960t，续航力为1320n mile，航速为17.5kn；而我海军"南康"号医院船满载排水量为2150t，续航力为3000n mile，航速为16kn。仅从船的技术性能比较，相差悬殊，由此，造成了床位设置数量，医疗设备及辅助设施配备上的巨大差异，并导致保障能力的大小不同。至于对医院船船体及环境条件的技术要求都已制定有相应规范，应按有关规定执行。以下所列的主要战术技术性能要求仅是与医疗有关的战术技术要求。

2. 主要战术技术要求

(1) 吨位宜在 10 000t 以上。

(2) 具有较好的抗风力、稳性和航速。

(3) 居住性良好。

(4) 设有直升机降落平台及机库。

(5) 安装有海上补给接收装置。

(6) 具有较完备的救生、通信设备及报警系统。

(7) 医疗设施应符合医院医疗作业能力及作业效率要求。

(8) 船上舱室布局、内部通道应能满足医疗要求。

(9) 应具备完成早期治疗及部分专科治疗的能力。

三、几种主要的医疗船

1. "南康"号医院船   我海军服役的"南康"号医院船，于 20 世纪 70 年代末至 80 年代初采用"琼沙"型客货轮改装而成。设有检伤分类站、手术准备室和手术室（安置 3 张手术台）、各类病房（ICU 病床 8 张）、X 线室、检验室、消毒供应室、餐厅具有作为临时手术室和抗休克室的功能，设有中心供氧舱和管道供氧系统。

根据该船的结构特点，经改装后的医疗布局为：检伤分类站与伤病员换乘起吊装置设在同一层甲板上，以减少伤病员搬运距离；手术室、抗休克室、检验室、药房、消毒供应室等主要医疗舱室也集中在同一层甲板，利用餐厅作为临时手术室和抗休克室，构成一个完整的医疗甲板层，便于伤病员的救治；医疗设施布置在摇摆度较小的中央部位，以使医疗设施保持在相对稳定的状态，有利于医务人员工作时减少晕船呕吐；由于多数轻伤员不需担架运送，生活上可以自理，因此安排在条件较差一点的主甲板层；制剂室也安装在主甲板层，以减少污染；生活保障物资、卫生被服存放在能防火的小仓库内。

2. 海上集装箱医疗模块系统   我海军医学研究所在 20 世纪 90 年代利用直升机航海医疗训练舰，即"世昌"号舰的集装箱运输甲板安置了由 18 只医疗集装箱组成的医疗训练功能模块，构成了一个完整的舰载集装箱式医疗训练功能模块系统，设病床 12 张，可开展伤员分类，手术，医疗，三大常规、生化、细菌等检验，心电、B 超等特种检查，X 线检查，口腔、眼、耳鼻喉检查治疗工作。经海上医疗队的多次展开演练，表明该套系统装备基本符合海上伤病员救治的要求，经一定的改进和扩大，可以动员地方的民用集装箱运输船，加装在甲板上组成医院船。

第六节　空中医院

医用飞机医院（空中医院）是以飞机为运载体，在机舱内展开的固定医疗机构。它具有较大的空中战略机动性，并可在空中对伤病员实施优良的医疗救护和连续的医学监护，从而将快速后送与优良救护有机地结合在一起，克服了空运后送以后送为主、机上救护能力不足的弱点，达到了空运与救护的完美统一。进而使优良的专科救治由地面扩展到空中，伤员在后送途中即可接受优良的专科救治，大大缩短了伤员从负伤到得到专科救治的时限，极大地提高了伤病员救护的效果。它在平时空中紧急医疗救护和战时空军机场应急支援卫勤保障中具有举足轻重的作用。

1918年法国医生蒂子曼和工程师涅米罗夫斯基利用一架轰炸机改装成第一架X线卫生飞机。随后美、英、德、苏联都改装了最初的卫生飞机。这个时期改装的卫生飞机机上卫生装备极其简单，运载伤员数量有限，但这是空运救护及卫生飞机发展的初期阶段。第一次世界大战结束不久，法国正式成立了第一个卫生飞机小组。1929年召开第一次卫生航空兵国际会议，规定卫生飞机内必须配备止血带、注射药物、血浆及血浆代用品。第二次世界大战中伤病员空运后送大规模应用，进一步促进了空运救护卫生装备的迅速发展。战争一开始，各参战国就将飞机列入空运后送伤员的运输工具。美国开始大量使用大型滑翔机、客机和货运飞机空运伤员，在机上配备了救护伤员的卫生装备。朝鲜战争中，美军将救护直升机用于战场救护，固定翼飞机主要执行从战区后方地域到美国本土的空运后送。越南战争中空运救护伤员的实践把空运救护推进到成熟阶段。美军在越南战场大量使用直升机和运输机空运救护伤员，形成了从战术、战役到战略地区的空运后送系统，在战术、战役、战略空运后送卫生飞机上配备了相应的空运救护卫生装备。

科学技术的发展和飞机性能的不断提高，进一步促进了空运救护装备的发展。主要加强了对机舱的改装，机上卫生装备向标准化、制式化发展，机上卫生装备已相当完善，卫生飞机已成为空运救护伤员的重要工具，大型卫生飞机投入战场使用，并改装了专用卫生飞机。

目前，空运救护已发展到相当成熟的阶段，在一些发达的国家军队空运后送已成为主要的伤员后送方式，极大地提高了卫勤保障效果。

进入20世纪80年代以来，卫生飞机的发展很快，尤其是机上卫生装备的现代化程度明显提高，伤员居住条件明显改善，可以在机上接受手术治疗和各种医疗监护，并在机上设立了手术室和加强护理单元，卫生飞机的机上救护范围得到极大扩展，已远远超出单纯空运后送的范围。使卫生飞机的空中战略机动性、伤员后送速度和空中救护能力大大提高，可随时对任何地区特别是空军机场进行卫勤支援。从发展趋向看，空运救护将成为高技术局部战争伤员后送的主要方式，卫生飞机包括救护直升机将成为伤病员后送的主要工具。卫生飞机向专用化方向发展，机上设有固定的医疗设备，医疗卫生装备的配备越来越齐全，现代化程度越来越高；有些卫生飞机设有手术单元、危重伤病员护理单元、传染病隔离单元，已具备在机上进行手术和危重伤病员救护的条件；一些发达国家军队已开始发展具有现代化水平的空中医院。

思 考

1. 机动医疗装备主要需要具备的性能有哪些？

2. 机动医疗装备的主要分类有哪些？除了本章介绍的装备之外，你认为还有哪些装备是必需的？

3. 随着现代战争模式的改变，机动医疗卫生装备的地位也在不断提升，你认为我们还要在哪些方面做点工作？

4. 查阅相关资料，了解一种机动医疗装备的主要性能及设计要求。

第三章　我军医疗卫生装备
——急救与后送装备

本章主要介绍两个方面的装备，即急救装备和后送装备。

急救装备主要用于战争环境下的自救和急救，主要包括包扎材料与装备、止血器材与装备、固定器材与装备、复苏器材与装备。包扎、止血、固定、复苏都是火线急救和院前抢救的重要环节，有效的急救可以保证伤病员的后续的治疗，是战争环境下保障我军人员安全的重要措施。我军的急救装备在最近数十年间也得到了充分的发展和完善。

后送装备是用于战场伤病员后送转移的装备，主要包括伤病员搬运工具、伤病员后送车辆、伤病员后送船舶、伤病员后送飞机等。这些装备用于不同的场合和环境下，满足不同条件下伤病员转移的需要。快速、安全的转移才能保证伤病员治疗的质量。

本章中列举的急救和后送装备是我军急救与后送装备中的典型代表。

第一节　包扎材料与装备

包扎是火线急救和院前抢救中极为重要的一个环节。火线或院前抢救伤员时开放性损伤都需要进行包扎处理。包扎的主要作用是隔离与覆盖伤口，防止进一步损伤和污染创面，维持伤口处于相对稳定的环境；在伤口局部加压起止血作用；吸收渗出液，维持适宜的干湿度；抑制细菌繁殖，避免感染；增加伤员的舒适度、保暖；协助矫形。因此，包扎材料和装备一直是军队和地方进行有效院前急救的必要物质条件。包扎材料与装备是指包裹、固定、保护伤口或患处用的卫生材料与器具。

一、包扎材料与装备的分类

包扎材料及装备可以按照包扎作用、材质以及适用伤类三种方法进行分类。下面我们按照包扎作用的不同进行分类。可分为绷带类、固定胶贴类、功能纱布和敷料类三种。

1. 绷带类　用于固定的非胶黏性材料有普通包扎绷带和塑性绷带两种。普通包扎绷带由不含弹性丝的织物制作，通过缠裹肢体达到包扎固定作用。过去多采用棉布。新型产品也多采用多层复合，如加入活性炭层吸附肢体分泌物；肢体接触面采用柔软疏水纤维层，增加皮肤舒适性。外侧可采用亲水纤维，便于汗液的挥发。塑性绷带类有弹性绷带、特殊部位网状包扎绷带等。这种绷带由纯棉线和特殊膜组成的乳胶制品经过加工制成的针织物，总体特征是包扎压力适宜、弹性和拉伸变形大，包扎时可以很好地贴附在肢体表面，能够有效固定，防止滑脱，具有操作简便快速、无过敏反应、透气性好及美观舒适等特点，适合全身各处包扎。特别对头部、活动关节、脚、手、肩、臀等不易包扎的部位，具有良好的包扎性能。还有一种采用聚氨酯多孔泡沫塑料作为包扎材料，结合尼龙搭扣固定于肢体的绷带。这种绷带具有各方向相同的弹性，适用于较复杂部位的包扎。

2. 固定胶贴类　有自黏性绷带、矫形绷带等。用于固定的胶黏性材料有粘贴性绷带和纱布、黏合性绷带和纱布、聚丙烯酸胶布和氧化锌橡胶布等。自黏性绷带或纱布是在织物、非织造布或塑料膜上涂满一层或微粒分散的胶黏剂（橡胶、聚丙烯酸、天然胶乳），从而达到贴合或自行黏合。自黏性绷带多是采用低致敏丙烯酸酯黏合剂。黏合剂多以点状分布在纤维表面，黏合剂不会影响伤口水汽透过，透明医用胶带同时起包扎和固定的作用，通过医用黏合剂可以和皮肤紧密结合，可以直接粘贴伤口，隔离细菌。透明固定绷带可用于固定静脉导管，良好的透气性降低了潮气积聚，减少感染机会，屏蔽细菌，易于观察，良好的防水性还允许淋浴。矫形绷带中高聚物固化矫形的新一代产品，可以解决石膏绷带的缺点。浸渍聚氨酯预聚体的绷带，采用聚丙烯纤维体，矫形强度高，非支撑部位只需 3~4 层，支撑部位 5~6 层即可；重量轻、耐磨损；透气性和透 X 线性好；可以预防瘙痒、臭气和皮肤细菌的感染，从而避免皮肤萎缩的发生；抗水性好，绷扎期间可以淋浴。这种绷带遇空气即硬化，在包扎固定前几分钟打开即可，适合于各部位。

3. 功能性纱布和敷料类　有 X 线摄影纱布、止血敷料、药物敷布等。X 线摄影纱布使用的材料为聚丙烯、聚酯、聚氯乙烯纤维，纤维中加入硫酸钡。止血敷料原材料有改性纤维素、胶原、壳聚糖、藻酸钙、交联葡聚糖等。主要特点是吸附血液膨胀，可生成凝胶，一些材料能够直接或间接激活凝血系统，引发凝血。药物敷布有手术用消毒敷料（如氯己定敷料）、药物软膏类敷料（如红霉素敷料）、中药油液敷料（如紫榆三黄油纱布）等。

二、包扎材料与装备的战术技术要求

（一）基本要求

1. 具有高水气通透能力和高吸收能力，以防止伤口渗出液聚集，在伤口处保持湿环境以加速伤口的愈合。

2. 能够贴附于伤口表面，但在揭下时不损伤组织。

3. 不允许伤灶下毛细血管向敷料内生长。

4. 形成隔菌层，保持伤口处不受感染。

5. 在干燥状态下也具有弹性。

6. 可以减轻疼痛。

7. 止血。

8. 无抗原性、过敏性、毒性和致癌性。

9. 经受各种消毒处理而不变质。

10. 可直接使用。

11. 贮藏寿命长，贮存条件不高。

12. 阻燃。

（二）对包扎材料的主要理化性能要求

1. 力学性能　由于包扎装备的作用是包扎伤口和病灶，以不再受到二次损伤或保证治疗效果，避免在后送及愈合过程中产生移动。所以要求装备（如绷带）在一定应力下有适当的应变特性，主要是有一定的抗张强度、弹性模量等。包扎器材应具有良好的弹性恢复性能和低伸长率，以满足固定包扎的要求。

2. 黏附性　主要是敷料应能均匀、紧密地黏附在创面。

3. 水蒸气通透率　透湿型包扎材料的水蒸气通透性应尽可能接近 $27g\cdot m^{-2}\cdot h^{-1}\cdot kPa^{-1}$，这是自由水表面的水蒸气量。这样就能够很好地解决渗出液积留问题。

4. 应符合国家军队标准　GJB 829-90《急救包通用技术条件》和国家纺织品行业标准 ZBW04002《薄型黏合法非织造布试验方法》等规定中的织物的吸水性、悬垂度、亮度、遮光性、抗渗性、透气性、透水时间、返湿性能、防水性能等指标及测定方法。织物的纤维脱落、水中可溶物、酸碱度、易氧化物、色素、干燥失重、炽灼残渣等指标及测定方法应符合 GJB 829-90 的规定。

（三）包扎材料性能的主要生物相容性测定试验内容

1. 急性全身毒性试验。

2. 皮肤刺激试验。

3. 皮肤致敏试验。

4. 皮内刺激试验。

5. 细胞毒性试验。

6. 溶血试验。

上述内容可以根据要求或参考国家标准 GB/T 16886.1-1997 进行增减，试验方法应按国家相关的标准进行，也可以参考国外相关的最新标准。

具体的生物学效应试验应根据装备的特点进行，如细菌屏障作用。理想的创面敷料应能阻隔微生物穿过，有效地保护创面，防止感染。

（四）其他要求

由于军用装备的特殊性，对包扎材料的其他要求如下：

1. 稳定性强，功能保持良好，储存期应在 5 年以上。

2. 环境适应性，由于军用装备在平战时存储条件可能不同，战时无法提供良好的保存环境，因而要求有较好的环境适应性，尤其是耐高温、低温及耐老化性能。包扎材料还要求包装可以经过高压灭菌或环氧乙烷灭菌，而不改变其力学性能和基本性能。

三、几种主要的包扎装备

1. **82 型三角巾急救包** 82 型三角巾急救包是针对 63 型三角巾急救包品种单一、体积大、三角巾规格小、结构不牢等情况研制的。主要用于各种类型创伤的伤口包扎。

82 型三角巾急救包采用了涤黏薄型非织造布代替原来的脱脂棉纱布，采用厚型非织造布代替 63 型急救包中的原棉。压缩包装后体积为 100mm×60mm×25mm，质量为 62g，较 63 型急救包体积缩小 34%，减轻 16%，成本降低 12%。

2. **功能性三角巾急救包和绷带卷** 功能性三角巾急救包和绷带卷是 82 型三角巾急救包和绷带卷的升级产品。功能性三角巾急救包是将急救包的原来接触层薄型非织造布改为新型陶瓷复合水刺法非织造纱布材料。

伤口愈合效应、骨折愈合效应和临床效应均表明该急救包具有良好的消肿和止痛作用，可加快创面愈合和骨折的恢复。功能型绷带同时具有生物活性功能，在制动的同时，能够显著改善局部微循环，达到消炎、消肿、止痛的作用，功能型绷带组总有效率（86.4%）高于对照组（66.7%）（$P<0.05$）。

3. **79 型烧伤敷料** 79 型烧伤敷料由创面接触层材料和吸收层材料复合而成。创面接触层采用真空镀铝聚酯薄膜，由于聚酯薄膜的水、气通透率较低，会造成渗出液聚集，所以在聚酯膜上打孔，由医疗用纸作为吸附层。该敷料可以保持创面处于湿润状态，镀铝聚酯薄膜不粘连伤口，更换方便、无痛苦、不损伤正在愈合的创面，而且价格便宜。

4. **99 型烧伤敷料** 99 型烧伤敷料是 79 型烧伤敷料的换代产品，采用壳聚糖纤维作为接触层，能够利用壳聚糖的生物学活性起到有效止血和促进烧伤创面愈合的作用。吸附层采用非织造布，最外层是抗菌织物隔离层。

5. **炸伤急救包** 炸伤急救包由真空镀铝的薄型非织造布接触层、脱脂棉吸收层、厚型非织造布隔离层、绷带或四头带构成。规格分为绷带式和四头带式两种，敷料垫尺寸均为 30cm×25cm。金属铝具有收敛、清洁创面、杀菌及促进上皮生长作用。

镀铝后，金属铝在高真空状态下高温升华，喷在冷非织造布上以微颗粒形式凝华，结合在非织造布表面，不形成致密金属层，所以透气性能没有明显降低，透湿性能也与非织造布透湿性基本一致（GB 1037–70 测定）。

镀铝非织造布制成炸伤急救包后经高压灭菌，镀铝表面无任何变化。

临床试用显示，包扎后透气性能和渗出液吸附性能良好，明显改善了创面的粘连问题，而且价格便宜、使用方便。

第二节　止血器材与装备

无论是战时还是平时，外伤出血，尤其是大的动、静脉出血，均严重威胁着伤员的生命。及时止血对减少伤员的伤死率，提高归队率极为重要。目前，国内外用于外伤止血的器材仍然以各种止血带为主。止血器材是各种止血带的总称，人们通常把某一种具体的止血器材称为止血带或止血带机。止血带是临时制止肢体外伤大出血的急救器材，使用时将敷料垫、衣服或毛巾等作为衬垫，将止血带扎紧在出血部位的上段，可制止动脉出血，达到止血目的。

一、止血器材与装备的分类

止血器材按材料分有织物类止血带、橡胶类止血带，按结构形式分有弹性止血带、充气式止血带等，按工作原理分为通过在出血部位上段扎紧制止出血的加压止血带、利用微波和激光等技术进行烧灼止血的止血带。依据多年来止血带研制和部队装备的实践，在综合上述三种分类方法的基础上将止血带分为弹性止血带、充气式止血带和利用微波、激光等烧灼止血的止血带三大类。

1. 弹性止血带　主要包括织物类止血带和橡胶类止血带，如帆布止血带、卡式止血带、ET-1 型止血带和橡胶管止血带等。该类止血带主要由一条弹性织物带或橡胶带构成，一般带上还配有起固定和解脱作用的锁扣和卡口。

2. 充气式止血带　主要包括手动充气和自动充气两种类型，如 PT-1 型止血带、气囊止血带、自动型加压充气止血仪和德国 VBM 电动止血带机系列等。该类止血带一般由充气囊、尼龙搭扣以及充气、检压和报警等自动控制装置构成。

3. 利用微波和激光等技术进行烧灼止血的止血带　该类止血器是利用高频电凝、激光、超声波和微波等技术对人体组织进行最低限度的烧灼，使伤口处形成极薄的干膜，从而达到使肌肉或内脏器官伤口停止出血的目的。如俄罗斯专家开发的一种等离子氩凝结器止血杀菌装置。

二、止血器材与装备的战术技术要求

（一）止血带的一般要求

1. 止血压力范围要求使用止血带止血，其止血效果较好，但由于止血压力较大，易致局部组织勒伤，结扎部位远端血液被阻断，造成组织缺血，时间过久则引起组织坏死，肢体残废。

利用止血带止血的标准压力，成人一般为 33.3~40.0kPa，下肢一般为 53.3~66.6kPa。

2. 使用操作要求 止血带止血必须在加压止血达不到止血目的时使用，并且时间不宜超过 2 小时；如需使用更长时间，应每隔 1 小时就松开数秒，以防止发生肢体肌肉坏死变性、周围神经损伤和肾衰竭等不良后果。止血带下要有衬垫，松紧适宜，以不出血为度。

止血带代用品应选用较宽较长的带子，可重叠包绕成约 15cm 的宽度，这样在较低的止血压力下就可达到止血目的，且神经和组织损伤也较小。

（二）力学性能要求

1. 橡胶带或交织带

（1）断裂强度（N） ≥500

（2）断裂伸长率（%） ≤120

（3）耐老化断裂强度（N） ≥500

（4）耐老化断裂伸长率（%） ≤120

（5）伸长比 ≤2:1

（6）耐老化伸长比 ≤2:1

2. 锁紧装置与标志栓

（1）锁干抗拉力（N） ≥100

（2）标志栓抗拉力（N） ≥40

（三）环境适应性

1. 温度（℃） -40~40

2. 湿度（%） 95（25℃时）

3. 时间（操作）

（1）加压止血时间（s） ≤15

（2）解脱时间（s） ≤5

4. 专业术语 能全天候工作（夜间灯火管制时）

三、几种止血器材与装备

1. PT-1 型止血带 用途：PT-1 型止血带用于四肢大动脉和表浅大血管的止血。菱形 PT-1 型止血带适用于头、肩、背、腋下、臀部、膝后侧等特殊部位出血的止血，必要时，还可应用于封闭外伤性开放性气胸。技术参数：包装后体积 120mm×150mm×30mm，质量 240g。充气囊充气压力为 66.6kPa 时，24 小时气囊压力不小于 2.6kPa。

2. 卡式止血带 主要供四肢动脉破裂、静脉大出血火线伤员止血急救使用，并能对其他包扎敷料加压固定。该止血带的主要特点是性能可靠，并且能适度掌握止血所需压力(图 3-1)。

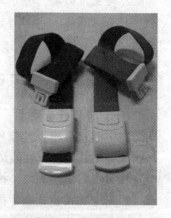

图 3-1 卡式止血带

第三节　固定器材与装备

骨折固定器材与装备是指用于骨折固定，以减轻疼痛、减少休克，避免骨折端移动引起的血管、神经损伤的一系列器材与装备的总称。通常分为骨折外固定器材和内固定器材。战时主要采用外固定器材与装备。

一、固定器材与装备的发展现状

固定器材与装备的应用历史非常久远，18 世纪末至 19 世纪初，军队开始广泛应用以木制夹板（副木）和石膏为代表的基本固定器材，随着时间的推移和科学技术的进步，种类愈来愈多，材料性能和工艺水平不断提高。

从目前情况来看，国内外同类装备的发展水平大致相同。外军固定器材与装备主要有以下几个特点：一是品种系列化。如美军使用的器材有改良型托马斯夹板、塑料充气夹板、梯形夹板、真空夹板，俄军有铁丝夹板、托马斯夹板、下颌夹板、网状夹板、真空固定担架、石膏夹板等，德军有梯形夹板、真空固定担架，法军有克拉麦尔夹板、铁丝网类夹板等。二是注重通用化。外军固定器材与装备均有统一的标准，并确保在三军间通用。

我军固定器材与装备的正规研究自 20 世纪 50 年代末期开始，陆续研究和装备了木夹板、铁丝夹板、黏接石膏绷带等。随着技术的进步和不断借鉴外军经验，20 世纪 90 年代装备了卷式夹板，真空固定担架等新品种。

二、固定器材与装备的分类

固定器材与装备按固定范围分为以下类型：

1. 不跨关节固定　固定范围不超出骨折邻近关节，如小夹板。

2. 跨关节固定　可分为跨一关节、跨二关节及跨多关节固定，如折叠夹板。

3. 全身固定　可对脊柱、双下肢及头部固定，又可以作为担架使用，如脊柱固定夹板。

三、固定器材与装备的主要战术技术要求

（一）理化性能要求

固定器材可根据其制作材料的情况选择进行下面所列的理化性能试验，也可视具体情况补充其他理化性能试验。

1. 热变形温度测定　按 GB/T 1634 的规定进行。

2. 耐老化性能试验　按 GB/T 7141 的规定进行。

3. 储存期试验　按 GB/T 7751 的规定进行。

（二）力学性能要求

固定器材可根据其制作材料的情况选择进行下面所列的力学性能试验，也可视具体情况补充其他力学性能试验。

1. 剪切强度试验　按 HG4-852-854-7 的规定进行。
2. 剥离强度测定　按 HG4-852-854-76 的规定进行。
3. 冲击试验　按 GJB 150.18 的规定进行。
4. 振动试验　按 GJB 2711-1996 的规定进行。
5. 跌落试验　按 GJB 2711-1996 的规定进行。

（三）环境适应性要求

固定器材可根据其制作材料的情况选择进行下面所列的环境适应性试验，也可视具体情况补充其他环境适应性试验。

1. 环境温度　-40℃~40℃。
2. 高温试验　按 GJB 150.3 的规定进行。
3. 低温试验　按 GJB 150.4 的规定进行。
4. 湿热试验　按 GJB 150.9 的规定进行。

四、几种主要的固定器材与装备

1. 石膏　石膏绷带具有可按需要塑形，适合各种体型，不易松脱，操作简单，石膏用量少，不易掉粉，水浸湿快，定型快，干后硬度大，携带使用方便等特点。通常师、团一级卫生单位以上才有条件使用石膏绷带，且大多数是为后送固定目的，只有经过骨科医院手术或经过确定性治疗后，才进行治疗固定。后送固定一般以石膏夹板为主，便于随时检查和处理伤部，固定时要求坚固，能经受搬运和车辆的震动。

2. 折叠夹板　折叠夹板是一种适合对多部位骨折伤员实施紧急救治的可折叠的塑料急救夹板。该夹板质量轻，体积小，救治范围广，具有较好的 X 线通透性，便于携带，操作简单，可重复使用。

3. 卷式夹板　卷式夹板是一种由高分子材料与金属材料复合而成的软式夹板，应用时可直接塑形，附体性好，感觉舒适，并可用剪刀剪裁成任意尺寸，尤其适宜四肢、颈项等部位骨折伤的固定。

4. 脊柱固定夹板　脊柱固定夹板是一种多功能固定夹板，适用于平战时对颈椎和脊柱骨折伤员的固定及快速后送，并适合于直升机吊运，配备漂浮附件后，还可用于海上救生。

5. 多部位骨折真空固定器材　多部位骨折真空固定器材是一种用于严重骨折和多发伤固定、搬运后送伤员的急救器材。它具有环境适应性强，抗污染性好，附体固定可靠，可透 X 线，操作简单，救治范围广等特点。固定时间可以达到 48 小时以上。

第四节　复苏器材与装备

复苏器材与装备是指用于循环、呼吸功能障碍乃至循环或呼吸骤停时的器材与装备的总称，其功能主要是开放气道、人工通气、人工循环、输液扩容、静脉给药治疗、心电监护、除颤、起搏等，以尽快恢复呼吸和循环功能，维持生命体征，最大限度地减少死亡，为后续治疗提供基本救治基础。

以下简单介绍几种主要的复苏器材和装备。

一、呼吸复苏器材与装备

1. 供氧器材　氧是生命不可缺少的物质，当机体严重受伤或呼吸功能失常而呼吸困难时，即会引起机体严重缺氧。特别是脑组织，缺氧时间超过 5~10 分钟即可导致脑损伤，因此及时给危重伤病员吸氧，减轻或恢复呼吸功能是极为重要的。

目前常用的供氧器材有氧气吸入器、供氧器等。

2. 呼吸机　呼吸机有人工和自动两类，用于恢复伤员正常通气量，改善机体缺氧状态，减轻伤员的体力消耗。

3. 吸引器　吸引器是通气急救和手术的基本装置，主要包括机座、电动机、气泵、安全阀（带过滤器）、真空表、脚踏开关、隔离瓶、胶管等部件。通过负压抽吸血、水、浓痰等液体。任何吸引器都要提供足够的负压，易于操作，能使用交流电源。适于院前急救和野战急救的便携式吸引器是目前研制的主要内容，最好配备蓄电池装备，能供 2~4 小时的电力驱动。

二、循环复苏器材与装备

1. 抗休克裤　在 20 世纪初期，国外就开始用橡胶膜制成的充气服以校正手术中的姿势性低血压。美军在越南战争期间，在上述基础上研制成军用抗休克裤，用于战伤休克的救治。我军在 20 世纪 80 年代初也研制成两种抗休克裤，在救治休克伤员中取得了较好的效果。

2. 输血、输液器材　在一线或现场，伤员常因大量失血或失液而导致休克，因此及时予以输液、输血是降低伤员休克发生率、减少并发症的重要措施。

输血输液器具品种较多，按其作用可分为输血器（普通输血器、快速输血器、血小板输血器和自体血回输器）、输液器（普通输液器、电脑输液泵和加压输液器）、输液输血附件（输液架、输液容器、输血过滤器、血液加温器、输液细菌过滤器）、输液输血辅助件（如橡皮管、止血带、剪刀、胶布）等。

第五节 伤病员搬运工具

伤病员搬运工具是阵地抢救伤病员、搭乘或换乘各种后送卫生运输工具的轻便器材，主要用于战时因敌人炮火或因地形关系，救护车辆、卫生飞机等不能接近的地段（如火力封锁网、丛林、谷地、峭壁等）、难以通行的地方（如坦克、船舱、坑道等），以及各医疗阶梯中短距离搬运伤病员。

迅速将伤病员撤离阵地送到隐蔽地点或搭乘后送工具，或是在各级医疗阶梯转运伤病员而不加重伤情，是战伤救治的一项极为重要而艰巨的任务。为此，各国军队普遍装备有不同形式的伤病员搬运工具。

一、伤病员搬运工具的发展趋势

1. 通用担架仍为主要工具，注重结构改进 不管伤病员搬运工具如何发展，通用担架由于其简易性、实用性、可靠性等因素而仍是各国的主型伤病员搬运工具。但在通用担架系列化过程中，特别注重以下几个方面：

（1）改善材料性能，提高强度与可靠性 目前通用担架的杆件基本采用铝合金材料，有的国家采用铝镁合金，以减轻重量，但其成本太高。布面材料趋于采用轻质高强度聚丙烯或类似材料，易清洗，疏水性和阻燃性强。担架杆趋于采用方管式，因其横断面的截面模量较大，能减轻重量。

（2）改造结构形式 直杆通用担架仍是以后应用最多的，但由于空降部队、特种部队在目前局部冲突和战争中的重要作用，折叠式担架将成为各国重视的结构形式，携运方便，还可随单兵空降。

（3）注意功能扩展 在标准化基础上，以通用担架为基型，增加附件，如担架轮、气囊、雪橇等，以适应不同地域需要。

2. 增加急救复苏功能，适应途中救护需要 现代战争中伤病员伤情变化大，复合伤、炸伤、烧伤增多，休克伤增多，除现场处置外，需途中救护。这就给伤病员搬运工具提出了更高的要求。因此，伤病员搬运工具今后的发展趋势之一就是增加急救复苏功能，能在短途后送途中实施一般的急救复苏乃至监护工作。

3. 多种功能相互叠加，一物多用，适于不同时空环境 为适应未来战争战场条件恶劣，后方补给困难的特点，伤病员搬运工具的发展，具有向多种功能融合的趋势。

4. 专用伤病员搬运工具将快速发展，适应多种保障地域和伤情 从目前看，海空军专用担架与救护车专用担架将会受到特别关注。因为现代局部战争伤病员伤情复杂，必须有专用的工具进行吊运、换乘、搬运与后送，其中海上漂浮式担架、组合担架、舰艇专用担架、航空担架、救护车担架是发展重点。

二、伤病员搬运工具的分类

搬运工具按用途可以分为专用工具和临时搬运工具。其中专用工具包括：吊具、拉具、换乘工具、担架、伤病员急救巾、三防后送担架等。临时搬运工具为可供战时使用的各种就便器材，如雨衣、军大衣、木板、树枝等。

伤病员搬运工具品种繁多，系列性强，而担架又是最基本的搬运工具。因此，下面主要介绍一下担架的分类。

担架分为通用担架和专用担架两种。通用担架是军用制式担架的主要品种，其基本结构由担架杆、担架面、支腿、横撑、固定带、把手等组成，有的配有头垫、输液架、担架长支腿等选装附件。在结构上，通用担架有直杆式、两折式和四折式三种，有的也配有三折担架，但主要以前三种为主。

专用担架是用于某种特殊环境地域、运输工具及符合某种伤情需要的担架，其中包括以担架为主体的短途运输平台或治送结合平台。主要类型有：海上舰船专用担架、海上漂浮式担架、空运漂浮式担架、全地域多功能担架系统、真空担架、移动ICU式担架系统、铲式担架、轮式担架、雪橇式担架、三防后送担架、软式担架、充气担架、救护车专用担架等。

三、伤病员搬运工具的战术技术要求

（一）一般要求

1. 结构简单，展收迅速，适应阵地抢救环境，特别是适应对暴露在敌人火力下进行搬运的环境。

2. 不会加重伤病员伤情，尽量减少伤病员痛苦。

3. 坚固耐用，使用安全可靠，不带易失落零件。

4. 体积小、重量轻，携带、使用、维修方便。

（二）使用性能

1. 担架应具有较好的通用性，适合不同军兵种的特殊需求，包括适应海军舰艇内部的狭小空间、飞机和直升机的内部空间、陆上运输工具的内部空间等。

2. 伤病员换乘工具应具有伤病员乘运的舒适性、可靠性、展收方便性等。

3. 伤病员吊带、担架网应适合连卫生员、担架员使用；操作方便，安全可靠，折叠体积小，重量轻，便于携带。

（三）环境适应性

1. 气候适应性　应能在环境温度在-41℃~46℃，相对湿度小于或等于100%的条件下正常使用。

2. 地域适应性　应根据不同搬运工具的使用对象和功能，能在不同地域内展开使用。

3. 时间适应性　展开、撤收时间应与勤务要求相适应。

4. 天候适应性　应能全天候工作。

（四）可靠性（耐久性）

可靠性是指担架在规定的条件下和规定的时间内完成规定功能的能力，或者说担架能维持其功能的时间，它综合反映了伤病员搬运工具在使用和储存过程中的耐久性、无故障性，应具有较好可维修性、有效性和使用经济性等。同时，材料应具有较好的刚度、强度（一般不应低于 220MPa）、抗撕裂度、耐磨性、防腐性及防水性等。

（五）人机工程学要求

人员使用不当是影响搬运工具使用安全性的重要因素。为此，搬运工具展收应灵活自如，并特别强调做到易学易用，最大限度地减少因误操作而导致的对安全性的影响。

四、几种主要的伤病员搬运工具

1. 拉具和吊具

（1）伤病员抢运带　由国防绿色帆布或化纤织物制成，头端带有钢质扣环，靠中间有套袋，末端为皮革压边。主要用于阵地搬运伤病员。可以单人背，两人抬；拴上雨布、树枝可以拖拉；用于楼道、地下室、堑壕、坦克舱等处悬吊升降伤病员，或抬行担架。

结构特点：①体积小，重量轻，便于携带，适合连队卫生员及担架员战时使用。②结构简单，经济实用。

（2）担架网　担架网于 20 世纪 60 年代曾在我军部分单位试装，为尼龙 6 线绳编织而成。展开后尺寸为 1974mm×510mm，自重 0.13kg，可负重 80kg。主要用于山岳、丛林地带道路复杂的条件下搬运伤病员。

使用担架网时，可利用就地取材的担架杆，把网边环套在担架杆上，用网上的绳索捆绑横撑，使两担架杆撑开即可，也可选用一杆抬行，此时则应先将担架网铺开，再将网两端的绳索穿过边环，连结在边绳上，头端环长 300mm，足端长 450mm。杆穿过头、中足环。抬人时，可在每两个吊环之间撑上一横杆，以减少对人体的挤压。

（3）充气式伤病员换乘吊篮　海上伤病员换乘工具多采用金属或木质骨架的筐架吊运。我军 20 世纪 70 年代末研制的充气式伤病员换乘吊篮，则为带尼龙线织物的氯丁橡胶膜，经热压成型的充气夹板状结构，组成五个气室的无盖盒式筐架。四壁厚 120mm，底厚 250mm。用宽尼龙织带兜底，侧壁附线织带。充气成形后，具有一定的刚性和弹性，能起缓冲作用，伤病员较安全舒适，且浮力大，可作水上救生筏。收折后，便于保存和携带。

2. 担架

（1）WGD2000 系列担架　我军"九五"期间研制并定型的 WGD2000 系列通用担架包括三种结构形式，即直杆式、两折式和四折式。三种担架的总体结构均由担架杆、担架面、横撑及铰链、担架支腿、伤病员固定带及把手组成。两折和四折担架的折叠方式采用了一种担架展开后可在担架杆垂直方向上限位的旋转折叠牙嵌式铰链结构（图 3-2，3-3）。在担架面底部担架杆的铰链部位（或相应部位）有三条宽 100mm 的加强

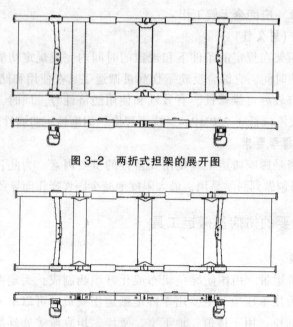

图 3-2　两折式担架的展开图

图 3-3　四折式担架的展开图

带，一端为盲端，一端开口，可插入夹板、输液架等附件；担架固定带的带扣为金属活动三节环，长度调整方便；三种担架均采用可伸缩把手。

（2）82 型充气担架　我军 20 世纪 80 年代初研制的 82 型充气担架，是一种橡胶制品，具有体积小、携带和使用方便的特点，适用于陆地、水网沼泽地搬运伤员用，也可作为临时床垫使用。

第六节　伤病员后送车辆

伤病员后送车辆是指配装有急救器材、药品和担架等设施，供陆地后送伤病员并能在后送途中实施急救处理的各种车辆。长期以来，平、战时的大量伤病员后送主要在陆地上进行，即使是在航空运输业发达的今天也依然如此。伤病员后送车辆能够有效地缩短伤病员从负伤患病到早期专科治疗的时间，在历次战争卫勤保障中都发挥了重要作用。在未来高技术局部战争条件下，随着战争环境和伤病员伤情的变化，这些车辆作为伤病员后送和途中救治的工具，其作用和地位仍然是突出和重要的。

一、伤病员后送车辆的发展趋势

伤病员后送车辆的研制和发展趋势如下：

1. 提高机动性，同时注重提高通讯能力和防护能力　外军对于战场救护的车辆，特别注意其越野能力的提高。

2. 强调连续性医疗救护，提高综合救治能力　增配先进的医疗救治器材，保证后送途中的连续性医疗护理与急救处置，使以后送功能为主的"后送型"救护车向具有救治能力的"急救型"救护车方向转化，是当前伤病员后送车辆的重要发展趋势。

3. 注重军民结合，引进新技术，改善后送条件　为了充分利用地方卫生资源，最大限度地挽救伤病员生命，国外军用"急救型"救护车大多根据军事卫勤保障的需要，对民用车加以创新和改造而成，并广泛吸收民品中的先进技术。

4. 装备的系列化、组合化水平不断提高　为保证战时大批伤病员的及时后送，外军除大量装备轻型救护车、装甲救护车外，还研制、配备了中型或大型救护车、卫生列车等大容量伤病员后送车辆。

二、伤病员后送车辆的基本类型

经过近百年的发展，伤病员后送车辆已逐步形成救护车、装甲救护车、简易伤病员运输车、卫生列车等四大基本类型。

1. 救护车　救护车是装备有警报装置和救护设备，用于紧急救护及后送伤病员的专用汽车。

2. 装甲救护车　装甲救护车是用于前沿阵地，或尾随机械化步兵、坦克等进行抢救、后送伤病员的装甲车辆。装甲救护车机动性强，车厢密闭，具有防护小口径子弹和炮弹弹片的能力，便于通过化学战剂、生物战剂和放射性物质污染地段。车内装有急救药材，通常能载运担架伤病员 4 名或担架伤病员 2 名、坐姿伤病员 4~5 名。

3. 简易伤病员运输车　即在吉普车、卡车上增设若干附加装置，临时改装成后送伤病员的卫生车辆。这些附加装置一般具有不改变原车结构、体积小、质量轻、安装及拆卸方便等特点。

4. 卫生列车　卫生列车是沿铁路线运输伤病员，并能在后送途中施行医疗救护的列车。通常用于作战基地至后方地带，或是在战略后方地域转运伤病员。其特点是装载量大、速度快、后送条件好；能在短时间内疏散大量伤病员，避免战区医疗阶梯内伤病员的拥挤；提高战区内医疗救治机构的机动性和收治效率。卫生列车不仅用于战时，也适于平时救灾工作中作为"轨上医院"使用。

三、几种主要的伤病员后送车辆

1. 我军 NJ2045 型越野救护车　于 2001 年研制成功。可同时后送 1 名担架伤病员和 4 名坐姿轻伤病员。采用副担架装置，可同时后送 2 名担架伤病员。运输途中可对伤病员进行清创、输液、供氧等救护（图 3-4）。

2. 我军 WCY2000-3 型野战急救车　于 2000 年研制成功。可急救后送 2 名担架伤病员，随乘 1 名医护人员，并能实施包扎、固定、外伤止血、通气、输液、供氧及重伤病员的途中紧急救治。

3. 我军 ZHJ02 式两栖装甲救护车　于 2001 年研制成功。在 63A 式水陆坦克基础上改装而成，具有与现代两栖主战装备相同的机动性能，能够伴随两栖装甲机械化部

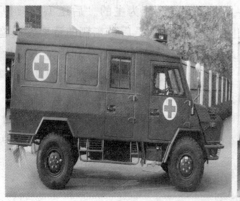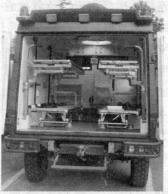

图 3-4　NJ2045 型越野救护车

队实施随行卫勤保障，进行火线伤病员的紧急救治和快速后送（图 3-5）。可后送卧姿重伤病员 3 名或坐姿轻伤病员 7 名及医护人员 2 名，可完成以下救治任务：①包扎、固定，更换敷料，改用制式夹板；②对活动性出血实施结扎止血；③保持呼吸道通畅，给氧、输液及早期抗休克；④胸部伤加固封闭、胸腔排气及闭式引流；⑤对复合伤、多发伤和烧伤伤员，进行初期外科处理、生命支持及救治下的快速后送。

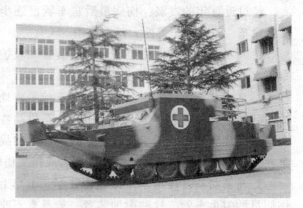

图 3-5　ZHJ02 式两栖装甲救护车

4. 我军卫生列车　我军现有卫生列车的各车厢，基本上是利用四轴全钢旧式客车改装的，采用电焊与铆钉组合式，带有中梁（为槽钢和角钢组成）的钢结构车体。车厢装有自然通风设施，并配有车用电扇辅助通风。车内用温水循环独立锅炉取暖或靠机车蒸汽取暖，厢壁填衬有毛毡隔热保温，车内照明一般靠客车车轴发电机和蓄电池供电。

第七节　伤病员后送船舶

伤病员后送船舶是指配备有专门医务人员和医疗设备后，执行水上运送伤病员任务的船舶。其主要使命是，担负水上运送伤病员的任务，并在运送途中对危重伤病员给予必要的紧急处置和护理，以稳定伤情，保证安全运送。具体可承担：将伤病员从作战区域送往医院船治疗，将经过处理的伤病员运离医院船，短途岛岸或陆上水道运送伤病员。

由于伤病员后送船舶主要执行的是运送伤病员的任务，因此对船舶性能及船上的医疗技术条件要求不像医院船那样高，以保证伤病员在运送途中的安全及对垂危重伤病员实施救治处置为基本要求。故伤病员后送船舶多数是兼用的，或利用其他船舶稍作改装而成。但它又是海上医疗运送体系中不可缺少的装备。

一、伤病员后送船舶的分类

伤病员后送船舶一般按水域范围划分为两类：一类为伤病员后送船舶。这类后送工具由大型的远洋舰船改装而成，用于横渡大洋、海战区域和近海后送伤病员。舰上配置的医疗救护器材齐全，有较好的医疗作业环境，可供伤病员临时"住院"，直到把伤病员转送到附近的基地医院或医院船。另一类为卫生救护艇，主要用于内河伤病员后送，供陆军卫生部门用于江、河、湖泊等水系使用。艇上一般只配备应急处理器材，医疗救护范围仅限于一般救命手术。上述后送船舶的作用与医院船有类似之处，但二者在性质和用途上却完全不同，所担负的任务也各不相同。前者的主要任务是以最快的速度后送伤病员，并根据后送的距离、时间等保障要求来配备医疗救护器材，以满足急救的需求。

二、几种主要的伤病员后送船舶

1. 我军使用的内河伤病员运送船　1979 年在边境自卫还击作战中，我广西方向部队共动员了地方航运局的 4 艘民用内河客货轮，每艘能载 150 名伤病员，基本未作任何改装，利用原有设施完成了 18 个航次 2604 名伤病员的运送任务。内河运送船具有运载伤病员数量比较多、航行平稳、生活保障比较好以及能对伤病员实施必要的救治工作等优点；但也有航速慢、内部通道狭窄、伤病员上下船不方便、活动空间小等缺点。

2. 我军坦克登陆舰作为伤病员运送舰的方案　借鉴英、美海军在登陆作战中使用坦克登陆舰接收运送伤病员的经验，经调研、论证，我海军装备的某型坦克登陆舰，经简单改装后，可以满足收容运送 200 名伤病员的需要，并经第二军医大学海上卫勤演练，表明具有可利用性。尤其在登陆作战中，我海军缺乏伤病员后送船舶的情况下，应充分利用其运载量大的有利条件，尽可能地为伤病员提供救治和运送，以维护战斗力。

该型舰作为伤病员运送舰的可行性为：该型坦克登陆舰是我国自行设计制造的大型登陆舰，满载排水量为 3000 余吨，设备较先进，具有速度快、装载量大、续航力大、自给力强等优点，能在 8 级风下安全航行。

3. 我海军装备的卫生救护艇　我海军于 20 世纪 70 年代装备的卫生救护艇，由某型猎潜艇改装而成（图 3-6）。该型救护艇是我海军曾装备过的唯一规范的救护艇，虽未遇上战时及执行过重大的伤病员救护任务，但在我海军卫勤史上仍具有特殊意义。

救护艇配有专用手术室、诊疗室、X 线室、检验室、药房等；编制卫生人员 15 名，由内外科、麻醉、口腔、耳鼻喉、放射科等军医、护士及司药、检验员组成；分设指挥、检伤分类、伤病员搬运、手术、医疗及保障各组室；并配有良好的航海、通讯、夜间照明设备，机动橡皮艇等；艇舷较低，后甲板还安装有 1.5t 小吊杆 2 座，便于伤病员捞救和换乘。

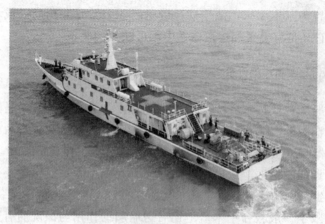

图 3-6　我海军曾装备的卫生救护艇

第八节　伤病员后送飞（直升）机

伤病员后送飞（直升）机是指普通运输机或直升机进行临时或固定改装后专门用于后送伤病员的空中运送工具。伤病员后送飞（直升）机一般分为通用型和专用型。后送卫生飞（直升）机作为伤病员后送的快速运输工具，在平战时卫勤保障中具有十分重要的地位和作用。

一、伤病员后送飞（直升）机的分类

1. 按用途划分　按卫生飞机的用途划分，可以分为两种。第一种是医疗后送型，主要供后送伤病员使用，机上医疗救治范围主要是伤病员空运途中一般性的医疗护理和某些急救医疗处置。第二种是救生型，主要用于搜索、寻找和营救遇难人员并对其实施紧急救护，装备主要考虑现场营救和机上紧急救护的各种需要。

2. 按任务划分　按卫生飞（直升）机执行的任务划分，可分为三种。第一种是战略后送飞机，用于伤病员的远距离运输。一般是将伤病员后送至大后方或从海外后送至本土。第二种是战役后送飞机，用于中途后送。第三种是战术后送飞（直升）机，一般是将伤病员从战术后方后送至战役后方。

3. 按卫生飞（直升）机的性质划分　按卫生飞（直升）机的性质划分，分为通用型和专用型两种。通用型是在机舱内装上担架支架、吊挂带及担架固定装置，将制式的成套便携式机上卫生装备装上飞机，但不在飞机上固定安装。承担伤病员后送任务时，该飞机是卫生飞机，执行完伤病员后送任务后，将担架及其配套装置和机上卫生装备全部卸下飞机，恢复飞机原有的使用性能。专用型是飞机经过专门改装，机上担架、医疗设备固定安装，设备与飞机合为一体，专机专用。

二、我军主要的伤病员后送飞（直升）机

1. 我海军"超黄蜂"救护直升机　"超黄蜂"救护直升机以法国制造的"超黄蜂"海军反潜型直升机为载体，配备搜索救捞、垂吊、医疗等设备，并经舱内布局、设备固定及运载方案设计改装而成。该救护直升机集搜索、营救、救治、后送及卫勤支援等多种功能于一体，主要用于海上伤病员医疗后送及搜索、营救海上遇难人员。是我国海军专用救护直升机（图3-7）。

2. 我海军水上救护飞机　海军水上救护飞机由海军水上飞机改装而成。水上飞机低空飞行性能好、航程远、续航力强、载重量大、舱室空间也较大，可在机上开展各种救治，伤员收容能力强，并可克服水域障碍直接在水面与舰船进行伤员换乘。因此是一种理想的固定翼救护飞机（图3-8）。20世纪90年代我海军将"水轰五"水上飞机改装成水上救护机，至今仍在服役。

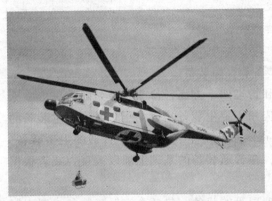

图3-7　我海军"超黄蜂"救护直升机

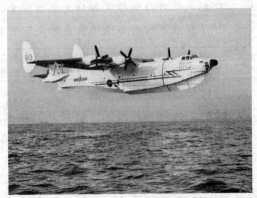

图3-8　我海军水上救护飞机

思考

1. 除了上述提到的装备外，战争环境下还需要哪些急救和后送装备？

2. 我军现有的医疗装备存在什么问题？

3. 急救和后送装备方面有没有我们可以改进或者补充的地方？

第四章　我军医疗卫生装备
——诊疗与保障装备

学习要点

1. 熟悉诊疗与保障装备的主要性能要求。

2. 了解我军诊疗与保障装备的现状和典型代表。

本章主要介绍两个方面的装备：诊疗装备和保障装备。

诊疗装备主要包括诊断、手术、治疗和护理四个方面。诊断装备是随着一般临床诊断装备的发展而发展的，将最新的技术应用于卫生装备是近几年来研发卫生装备的重要方法，其他三个方面也有着共同的特点。军队卫生装备不同于普通的卫生装备，军队卫生装备需要满足军队特殊环境需求，在普通装备的基础上加以改良，或者根据军队特殊环境需求而研发的特殊装备。

保障装备是保障伤病员后送、治疗、护理等的装备，包括血液保障装备、制水制液装备、氧气保障装备、野战医用供电装备等内容。保障装备的类型繁多，为保证卫生保障任务的完成发挥了重要的作用。

本章中列举的医疗卫生装备是我军诊疗和保障装备中的一部分典型代表。

第一节　诊断装备

诊断装备是利用物质的物理化学特性、原理组合研制的以数字、波形、影像显示用于机体疾病检测、伤情判定（部分设备兼有一定治疗功能）的医疗仪器设备。

诊断设备的分类比较复杂，可按其工作原理、医疗科室应用、诊断内容（功能）、诊断表现形式等进行分类。为了使分类不重复，利于介绍，根据其诊断功能将诊断设备分为：热检测类，声检测类，压力检测类，流量、容量检测类，生物电描记类，光学检查类，影像显示类和化验检测类等。

1. **热检测仪类**　医疗热检测仪是利用各种对温度变化敏感材料及原理对机体温度进行检测的设备。体内温度测量分为有创测温法和无创测温法，目前有创测温法已研制出多点(2~10 点) 测温仪，但停留在一维空间，测温仪（如 RY-B 型热源测试仪等）有精度高、分辨率高及空间分辨率高、技术难度小、成本低、易操作等优点。有创测温仪又分为热敏电温度计、热电耦温度计、光学温度计。

无创测温法可监测肿瘤组织中的温度分布。缺点是温度分辨率低，但可基本满足临床要求。无创测温有微波测温、超声波测温、磁共振测温、电阻抗测温和计算机模拟测温五类。

临床常用的热检测仪，主要有水银温度计、热电耦温度计、热敏电阻温度计、电子温度计、红外线温度计、红外热像仪、热成像诊断仪及液晶显示温度计等。

2. 声检测仪类　医疗声检测仪类主要是利用声传导特性诊断疾病的设备。听诊器从 1816 年问世以来就作为医生诊断疾病的必备设备之一。在其基本原理及特性基础上加上电子技术便成为其他专科疾病的诊断设备，如电子听诊器、电测听计、心音检诊仪、心音图仪、听度计等。

3. 压力检测计类　医学压力检测仪是利用压力传感原理及压力传感器，检测生物体压力的设备。由于传感器的小型化、高精度，微电脑处理软件及新压力材料的发现与应用，实现了自动化和数字显示，如电子血压计和综合性生命体征监测仪等。压力检测仪还包括脑脊液压计、电子眼压计、食管压力计、气道压计、体液渗透压计及有创中心静脉压计和动脉压力计等。

4. 生物电描记仪类　生物电描记设备是利用本类设备采集、滤波、放大、分析、记录各种生物电参数来完成其功能，也是医学临床诊断较常用的一类。人体生物电的发现及其变化特性的认识已成为临床诊断某些疾病的重要科学基础，它能获得心脏三维空间体、心脏心肌细胞电位活动的综合信息。获取信息越丰富、对比性越高，诊断价值就越大。目前此类仪器体积越来越小，更便于携带，操作模式更加丰富有自动、手动、长程压缩、一次操作、预检模式、非初试模式等，大大提高了检测质量和诊断水平，如国产 ECG-92C、美国马革公司 Cardiosmart 12 导心电图仪。同类设备还有脑电图仪、肌电图仪、眼电图仪、胃电图仪、细胞电位仪、生理记录仪、神经电生理仪等。

5. 影像显示设备类　此类设备是利用各种图像显示原理，以影像展示（器官、部位）正常或疾病病灶，为临床诊断提供依据。其主要设备有 X 线机、电子计算机 X 线断层摄影装置（CT）类、数字减影（DSA）、磁共振成像装置（MRI）、γ 照相机、超声心动仪、超声显像仪、超声透过成像仪、超声多普勒诊断仪、光子发射型电子计算机断层扫描仪(ECT)、正电子发射计算机断层显影（PET）等。此类设备技术发展很快，不断有新型诊断设备问世。

6. 光电学诊察仪类　光电学诊察仪器主要利用光学、电子学原理研制的直视检诊器材，品种较多，应用也广，而且新型器材开发更新快，涉及各专科范围，由此还开辟了微创手术领域。主要有检眼镜、自动验光仪、眼底镜、裂隙灯、额带反光镜、光学纤维内镜（胸腔镜、腹腔镜、纤维支气管镜、十二指肠镜、关节镜、纤维结肠镜、纤维超声胃镜等）、五官检诊器、直肠、乙状结肠手术镜（直式）、膀胱镜、直视喉镜、直视气管镜、食管镜等。医用内镜可观察人体体腔和内脏器官，提高诊断率、准确率，而且其功能已扩展成为诊断、治疗复合性临床诊断装备，它的开拓发展推动了微创外科的飞速发展。

7. 流量、容量检测计类　流量、容量检测计是利用电子技术和超声技术，检测流量、容量的设备。主要有电磁血流计、超声多普勒血流仪、流量容量记录仪、热电流计、肺功能仪等。这类设备在机械精加工和微电脑的发展推动下，新型号体积越来越小，灵敏度、精确度越来越高，如超声多普勒血流图、肺功能仪等，体积不到原机型1/2，但精度比原产品高，操作简单，数据直读，资料分析储存齐全。

8. 化验分析仪器类　化验分析设备较多，基本是利用物理、化学、生化、电子等原理研制，完成对体液检测功能的一类仪器。主要有血细胞计数仪、细胞分类计数器、血色素计、黄疸计、血浆蛋白计、电子血细胞计数器、全自动生化分析仪、自动血气分析仪、光电比色计、分光光度仪、旋光计、折光计、电泳仪、pH测定仪、浊度计、黏度计、显微镜及天平、高速离心机、真空泵、培养箱、二氧化碳培养箱、低温冰箱、干燥箱等。

这些装备与普通临床上使用的设备基本相同，只是在小型化和应用上有一些区别，在此不再多述，详细内容请参考相关书籍。

第二节　手术及配套装备

手术及配套装备是指手术中使用的各种医疗器械及其辅助配套器材，包括手术器械、手术台（床）、手术照明器材、麻醉装置、消毒灭菌设备、吸引器、监测设备、辅助呼吸设备等。因为这类装备品种繁多，构成复杂，但是原理基本相同，且与普通临床上使用的设备基本相同，我们在下面的介绍中将不再过多地对现有装备进行介绍，详细内容请查看相关书籍。

一、手术器械

1. 手术器械的现状与发展　现代手术器械是一种综合性工业产品，它以机械、电子、化工各种基础工业的发展为前提，又综合应用科学技术的有关研究成果，因此手术器械往往从某一侧面反映出一个国家的工业和科学技术的水平。其现状特征如下：

手术器械是直接用于人体的治疗工具，因而对它的质量要求较之其他工业产品更为严格，故高精度、高标准、高质量是手术器械的首要特征。

随着人们对医学和人体的认识日益深化，医学分科也越来越细，如外科就已分为普通外科、心胸外科、神经外科、矫形外科、泌尿外科、颌面外科乃至显微外科等，对每一新的分支几乎都要求有其专用的手术器械，仅一套普通口腔科用的刀就有13个品种、57个规格之多。因此，手术器械的第二个特征是多门类、多品种、多规格等。

自20世纪40年代末期以来，以电子技术为先导的整个技术科学有了很大进展，并相继在医学领域得到应用，这也使手术器械开始突破原有的传统范围，在更广泛的领域内与各种现代科学技术紧密结合起来。生物医学工程学的出现，也标志着手术器械有了一个新的转折，即开始建立在学科的基础上，并在其理论的指导下取得进一步的发展，如对骨骼的生物力学的研究，将为研制新型的骨科手术器械提供科学的理论依据。现代手术器械的第三个特征是广泛采用新材料、新技术和新工艺。

手术器械的研究和制造常由专业人员与医务人员合作完成，但常规的外科器械并未因先进的仪器问世而被忽视。就切开技术来讲，原始的钝、锐性切开仍在与电热切割、冷冻切割以及激光、超声、微波切割技术等进行竞争，另外，透镜的应用也楔入了这一领域，因而出现了很多腔内手术和无切口的体内手术。至于显微外科的兴起更是使一些外科技术如虎添翼，大大提高了器官移植和再植的成功率。而其他相关科学技术的进步也使手术器械取得了相应的发展。由此看来，手术器械的发展是多方面的，前途永无止境。

2. 手术器械的主要战术技术要求　手术器械是手术室最基本的设备，是施行各种手术操作的工具，直接与人体组织接触，其质量直接影响手术的进行和治疗效果。因此要求其精致轻便、便于把持、刀刃锋利、结构圆滑、表面光洁、弹性好、韧性强、不生锈、耐高压等。

手术器械的品种规格繁多，基本手术器械主要有刀、剪、钳、镊等。一般为金属所制成，要求具有规定的硬度，并有标志，主要包括厂名标志、规格标志、材料标志。

3. 主要的手术器械　手术器械一般根据手术类型和范围成包配套组装，以完成某种预定的手术治疗任务，包括永久性的和一次性的，其原则要求是精简。成套手术器械很多，如神经科器械包、胸外科器械包、心脏外科器械包、骨科器械包、普通外科器械包、泌尿外科器械包、妇产科器械包、耳鼻咽喉科器械包、口腔科器械包、眼科器械包等。另外还有简易手术器械包、静脉切开包、气管切开包、心脏按压包等急救器械包。一次性手术器械包主要为常用器械包，比如清创包、剖腹探查包、剖胸探查包、开颅探查包等，特殊器械需要另外添加。

为了便于部队应用，根据各级救治机构的卫勤任务和救治范围以及地方各级医疗单位的实际情况，20世纪60年代初我军把手术器械按功能配套组装成甲种、乙种、丙种和丁种手术器械包，由工厂生产，包装成箱，统一供应部队。1977年又对上述手术器械包进行了改进，研制成77型手术器械包。

二、电凝止血装备

电凝止血器是一种取代机械手术刀进行组织切割的电子外科器械，切割和止血同时进行，要求切割速度快、止血效果好、操作简便、安全。目前已广泛应用于临床，成为不可缺少的手术器械。主要有高频电刀、氩气刀等。

三、手术台（床）

作为基本医疗器械产品之一的手术台，在骨伤科、矫形科以及外科医疗器械产品中占有非常重要的地位。

手术台（床）产品的基本作用是调整手术体位，暴露手术野，使手术顺利进行。手术室常用的体位有五大类：即仰卧位、侧卧位、俯卧位、膀胱截石位（也称会阴位）和坐位。手术台台面一般设计为头板面、背板面、座板面、左腿板面、右腿板面、腰板面（俗称腰桥）六部分。此外，手术台面还要能实现升降、左右前后倾斜、头背腰腿板面单独操纵等。手术台就是通过在使用中台面的变换实现手术体位调整的。附件用于协助完成体位调整，手术台多配备污物桶、托臂盘、托腿盘、头架、臂板、麻醉杆及输液架等附件。为保护全麻患者在术中不致从手术台上坠落，手术台还要配备卡肩带、缚腿带、缚腕带、束身带。手术的板、盘、架都配有专门的海绵垫，以使患者感觉舒适，同时也保证手术过程中有良好的体液循环。

四、手术灯

手术照明对手术的安全、手术效率、手术质量及对术者的持续工作能力均有很大影响，因此手术灯应满足下述一般要求：①具备足够的手术野；②具有充足的照度；③具备适宜的光色；④手术野内温升较低；⑤不产生眩光；⑥经济性和安全性。

野战手术灯应充分考虑到野战使用环境和供电条件的恶劣，野战手术灯除应满足上述一般要求外还应该满足以下要求：①结构简单、使用方便；②供电性能稳定、适应性强；③抗震动性好；④环境适应性好。

五、麻醉机

麻醉包括药物麻醉和针刺麻醉两大类，用于药物麻醉的装置称为麻醉机，用于针刺麻醉的仪器称为针刺麻醉仪。

六、消毒灭菌装备

杀灭一切活的微生物称为灭菌，而杀灭病原微生物和其他有害微生物则称为消毒，并不要求清除或杀灭所有微生物（如芽胞等）。供消毒灭菌使用的装置称为消毒灭菌装备。消毒灭菌装备的种类很多，目前通常按消毒灭菌方法分物理法和化学法两大类。

第三节　治疗与护理装备

治疗与护理装备是指用于伤病治疗，达到消除或控制致病因素，减轻或解除伤病员痛苦，维持机体内环境稳定，缓解或治愈伤病，维持生命，促进康复等目的的仪器或器械，是平、战时伤病员治疗的物质基础，是卫勤保障的重要组成部分。在未来高技术局部战争条件下，由于伤病员的伤情复杂，伤势严重，对救治提出了更高的要求。治疗与护理装备则直接关系到伤病员的生命和健康。实用、良好的治疗与护理装备对提高伤病员的救治水平，降低病死率和致残率，提高归队率，从整体上提高卫勤保障的能力和水平具有重要的意义。

治疗装备的产生和发展是随着医疗需要和技术的进步而不断发展和完善的。早期，人们利用自然物理因素，如光、热等进行理疗，其装备也十分简单。随着电、磁、超声等技术的革新，出现了相应的电疗、磁疗和超声治疗等仪器。紫外、红外和激光治疗仪也因光学技术的发展而诞生。苏联在第二次世界大战中即对软组织战伤、周围神经火器伤和骨折等进行了理疗，取得了较好的效果。

由于诊疗技术和治疗方法的进步，同时为了适应不同环境条件下某些特殊疾病的治疗，随之诞生了一些特殊的治疗装备，如血液净化装备、高压氧治疗装备和加温、保温治疗装备等。这些装备，特别是血液净化装备，不仅在结构设计、功能效率、安全性能和自动化程度等方面发展都非常迅速，而且在小型化方面也有进步。另外，为了提高治疗效率和效果，还出现了一些配套治疗装备，如清创冲洗装备。

目前，治疗装备仍以民用为主、以平时为主，而且主要在大、中型医院内使用，适合军队野战条件下使用的还比较少。如高压氧和血液净化装备，因其体积大，结构复杂，环境要求较高，机动性较差，不适于野战条件下使用。

治疗装备总的发展趋势是引入新材料、新工艺，注重整机性能安全可靠，同时，进行综合开发，使一机多用或兼有多种功能。

一、治疗装备

治疗装备通常可分为以下几类。

1. **理疗装备**　理疗是应用天然或人工物理因素作用于人体，通过神经和体液机制达到预防和治疗疾病的方法。理疗装备是产生人工物理因素以预防和治疗疾病的仪器和设备。理疗装备按其所产生的人工物理因素主要分为以下几类：

（1）光疗仪　是利用特定光的作用进行治疗的仪器。

（2）电疗仪　是利用电流作用于人体进行治疗的仪器。

（3）超声波治疗机　是利用所产生的超声波治疗疾病的一类仪器，按输出方式可分为连续输出型、脉冲输出型、连续-脉冲输出型等。

2. **高压氧治疗装备**　高压氧治疗设备主要是高压氧舱，它是按受压容器规范和高压氧舱标准设计并制成的特殊的医疗设备。通过输入压缩空气，在舱内形成一个高气压环境，患者在高气压环境下吸氧治疗。

3. **血液净化装备**　血液净化装备是利用半透膜的原理，将患者血与透析液同时引进透析器内，在透析膜两侧反方向流动，借助两侧溶质梯度、渗透梯度和水压梯度的差异，通过扩散、对流和吸附以清除毒素，通过超滤和渗透以清除体内潴留过多的水分，同时补充需要的营养物质，并纠正电解质和酸碱失衡的一种较复杂的设备，常称"人工肾"，是治疗急、慢性肾衰竭的重要手段之一。一般按其技术可分为腹膜透析、血液透析、血液灌注、血浆置换和血液滤过等五大系列。

4. **其他治疗装备**　此类装备主要是适应特殊环境条件下疾病的治疗，或提高治效率和效果的一些装备。目前主要有清创冲洗装备和加温、保温装备。前者是利用一定压力的水流，并辅以不同物理因素（如脉冲或超声等），对开放性伤口进行冲洗，以去除伤口中的细菌和异物，从而提高清创手术效率和效果的一种装备。后者是利用物理或化学的方法达到加温和保温目的，用于寒冷地区冻伤或体温过低的治疗和预防的装备。

二、护理装备

护理装备目前还没有明确的界定，由于现代医学的发展，现代护理涉及的范围和领域不断扩大，护理器材与医疗装备（大型设备除外）已很难严格区分。根据护理工作的特点，护理装备的定义可以概括为：护士在为患者实施治疗、护理和病情观察时所使用的仪器、材料、设备等护理器材。这些器材的应用能减轻护士的劳动强度，提高护理质量，减轻院内交叉感染，促进患者康复自理，并主要由护士来操作使用或协助患者使用。

1. 护理装备的分类　护理装备通常可分为普通护理装备和专科护理装备。

（1）普通护理装备

①橡胶类医疗用品：鼻饲管、胃管、十二指肠管、单囊双腔肠导管、双囊双腔或双囊三腔胃导管、螺旋形鼻肠管、导尿管、尿袋、肛门袋、肛门管、输氧管、吸痰管、气管导管、口咽通气管、氧气袋（氧气枕）、冰袋、冰帽、医用橡皮垫、止血带、橡胶马蹄形垫等。

②医用卫生材料及敷料：脱脂棉、脱脂纱布、氧化锌橡皮膏、医用绒布、约束带、三角巾、绷带、四头带等。

③医用搪瓷类制品：器械盘、脓盘（肾形盘）、换药碗、痰杯、服药杯、药膏罐、敷料桶、灌肠桶、男（女）用便壶、便盆、泡手桶、污物桶等。

④急救监护类：各种急救推车、监护仪、输液泵、导尿包、腰穿包、胸腔引流瓶包及手套等。

⑤其他类：注射器、常规针头类、球后注射针、一次性真空采血针、腰穿针、骨穿针、胸穿针、腹穿针、上颌窦穿刺针、外套管式留置针、锁骨下静脉导管、氧气瓶及氧气吸入器、胃肠减压器等。

其他病室基本设备有病床、床上用品、病床附件等。病区工作间，如护士站、治疗室、处置室、换药室、开水房等配有配套的设备。

（2）专科护理设备

①手术室护理设备：温湿度表、操作车（台）、器械车、托盘、药品柜、固定紫外线灯（或电子灭菌灯）、输液架、踏脚凳、体位垫、引流瓶、中心吸引、中心供氧装置、空气净化装置、平车、对接车等。洗手池、冷热水龙头和脚踏开关或感应开关、消毒小毛巾贮槽、洗手刷、洗手液、泡手桶、电钟、热风吹干机等。各类放物架（柜）。更衣室、更鞋间的衣柜、鞋柜。

②消毒供应室护理设备：供水设备有常水（自来水）、热水、蒸馏水和净化过滤系

统，清洗去污设备配洗涤池、洗涤用具等设备。敷料制作加工设备，如棉球机、切纱布机、纱布折叠机、电动卷绷带机，洗衣机、磨针设备等。一次性医疗用品毁形器及粉碎机、个人防护镜、防酸衣、胶鞋、手套等。

③血液净化科护理设备：腹膜透析管、腹膜透析引流袋。

④骨科特殊护理设备：骨科牵引床、褥疮防治床垫等。

⑤烧伤病房特殊护理设备：烧伤翻身床，保温、降温、去湿设备，量尿器，浸浴缸，电子秤等。

另外，还有妇产科护理设备和五官科护理设备等。

2. 几种常用的护理装备

(1) 常用的护理器材　目前军队卫生机构常用的护理器材主要有一次性注射器、一次性输液器、一次性输血器、一次性吸痰管、一次性胃管、一次性导尿管、一次性导尿包、一次性换药包、一次性冰袋、一次性引流袋、一次性尿盆、一次性便器、一次性服药杯及治疗盘、灌肠盘、备皮盘等。不少医院还采用了从美、德、日等国家进口的护理器材，如一次性采血针、一次性真空静脉采血器、静脉输液留置针、可调节静脉输液器、胰岛素注射器、携带式一次性自动微量连续输液器等。

(2) 病区的基础护理设施　病床，按其功能可分为普通病床、骨牵引床、烧伤翻身床、褥疮气垫床等；按其结构特点可分为电动二摇床、电动三摇床，手动二摇床、手动三摇床等。

中心吸引装置、中心吸氧装置、病区呼叫系统、无轨输液架、服药车、急救车、护理车、多功能助行器、紫外线杀菌仪、床单消毒仪等。

电子体温计、电动加药振荡器、全自动血压计、输液泵、微量注射泵等。

(3) 病区监护设备　能对人体的重要生理参数有选择地进行连续性监测，具有存储、显示、分析、控制和打印功能的床旁监护和中央控制监护。目前临床使用的多为美国、日本等国的产品。

第四节　血液保障装备

血液是抢救危重伤病员的重要物质。美军在越南战争中，其伤死率降到 2.1%，大大低于两次世界大战和朝鲜战争，其中一个重要原因就是充分保证了血液的供应。输血的关键及其前提是严格无菌条件的血液采集与正确保存。血液保障装备指从血液采集到血液输注整个过程中所涉及的系列装备，主要包括采血装备、储血装备、运血装备、储运质量监控装备以及输注装备。作为卫勤保障装备的一个分支，血液保障装备在卫勤保障中具有十分重要的作用。

下面介绍几种主要的血液保障装备。

一、采血装备

1. S2001 型采血箱　S2001 型采血箱由箱体及完成消毒、血型鉴定、采血等功能所需的试剂、器材组成。箱内组装的各种试剂器材等，除个别单件为新研制外，其余均采用标准产品，根据消耗情况可随时补充。为便于工作，箱内物品根据功能分装在 3 个隔盒里：1 个血型化验隔盒，可供 50 人份血型化验；2 个采血隔盒，每个隔盒可供 25 人份采血用（图 4-1）。

该设备能进行血型鉴定、采血和血袋密封。

2. DCY-3 型采血仪　DCY-3 型采血仪（图 4-2）是一种新型的多功能采血仪器，

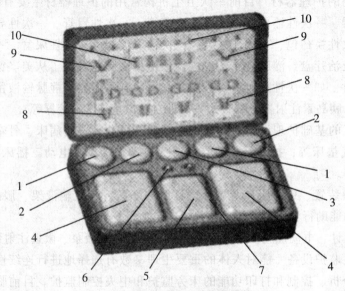

图 4-1　S2001 型采血箱内部结构

1. 酒精棉球；2. 碘酒棉球；3. 消毒棉球；4. 采血盒；5. 血型鉴定隔盒；6. 标准血清 A；7. 标准血清 B；8. 止血钳；9. 血袋密封钳；10. 镊子

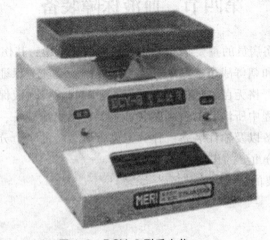

图 4-2　DCY-3 型采血仪

适用于塑料血袋（单袋或多联袋）采血。依据采血的实际需要，仪器设有自动混合，采血量计量并及时数字显示、自动报警等功能。仪器结构紧凑、运行平稳、性能可靠、功能较为齐全，操作方便。

二、血液运输装备

1. S2000 运血箱　S2000 野战运血箱是一种集复杂塑料箱体整体成型、半导体制冷（加热）和数字化温度检测与控制三项新技术为一体的自动温控型野战运血箱，满载可装运血液 10 000ml，适用于平战时野战条件下血液、血液制品或其他生物制品的储存和运输，可在急造公路上车载运行，也可机载、铁路或船舶运输。

2. 野战运血车　该车具有充裕的空间和装载能力，可在环境温度−41℃~46℃和四级公路、急造公路或乡村土路等较复杂的气候和道路条件下，对血液和冷冻血浆进行野战机动运输保障（图 4-3）。

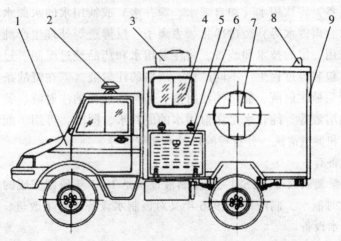

图 4-3　野战运血车外形图

1. 底盘；2. 警灯；3. 制冷机室外机组；4. 左侧窗；5. 换气扇；6. 发动机舱门；7. 红十字；8. 警灯；9. 后门

三、血液储存装备

BL-100 型血液成分冷藏箱与 BL-720/5 型血浆速冻冰箱。

德国 Philip Kirsch 公司生产的 Kirsch 新型血成分冷藏箱和血浆速冻冰箱的产品特点有：超厚绝热层，先进的隔热措施；使用寿命长达 20 年；采用高品质的德国 Bosch 压缩机；自动除霜功能，除霜时温度保持不变；循环冷却系统，采用先进的双击式风机确保温度恒定；在未达到设定温度范围、断电、开门时间过长、电压过低、温度传感器出错时能自动报警。其中血成分冷藏箱保存温度为 4℃，血浆速冻冰箱的保存温度为−20℃。Kirsch 最大特点是断电后，温度保持时间长达 72 小时。

第五节　制水、制液装备

输液是战伤救治的重要手段，尤其是在高技术战争条件下，烧伤及爆炸伤比例增大，伤员输液率增高，输液量增加，需要供应大量的液体。此外，创面及伤口清洗需要大量生理盐水，亦属制液范围。

战时液体供应有后方供应及前方自制两种方式。后方供应的液体由工厂生产，生产条件好，管理严格，正常情况下产品质量有保证。但是，由于战时运力十分紧张，交通线易遭破坏，加上液体的特殊性，即体积和质量较大（其中水所占比例在90%以上），全部由后方供应，不仅不合理，而且往往得不到保证。因此，战时液体除依靠后方供应外，必须保持野战条件下一定的现场自制能力，弥补后方供应的不足，满足战救需求。

液体的制备包括制水、制液两个既相互独立，又密切相关的部分。制水是指采用一定的技术和装备，将饮用水（如自来水、深井水）或饮用水的水源水（如河水、湖水、泉水、井水、雨雪水等）经过净化、去离子、反渗透等处理生产纯化水和注射用水；制液是指采用一定的技术和装备，将注射用水和药品经过配制、过滤、灌封、灭菌、质量检查、包装等过程生产不同品种、规格的注射液。需在野战条件下制备的注射液剂主要有葡萄糖注射液、氯化钠注射液、葡萄糖氯化钠注射液、复方氯化钠注射液和生理氯化钠溶液等。纯化水是注射用水的原料水，同时，可用于配制口服制剂与外用制剂、敷料和器械清洗、分析检验以及术前准备等。

我军主要装备有：

1. FS81-50型制液设备　FS81-50型制液设备是1981年研制完成的新型制水、制液装备，供平战时制水、制液用。1986年又对该制水设备进行了改进，研制成FS-50Ⅱ型野战注射用水设备。

主要参数：改进后总质量272kg，体积0.89m³，注射用水产量50L/h。

主要特点：技术先进，制水设备在国内首次采用了两级反渗透（FS81-50型制液设备）和反渗透-离子交换-超滤（FS-50Ⅱ型野战注射用水设备）的工艺技术；机动性好，展收迅速，可在10分钟内展开或收拢；水源适应性强，可在野外利用河水、塘水等天然水制取合格的注射用水。

2. SC-Ⅱ小型医用纯水机　SC-Ⅱ小型医用纯水机于2000年研制完成，供制备医药用水。

主要参数：主机质量77kg，体积0.23m³，产水量30L/h。

主要特点：采用超滤-活性炭吸附-反渗透-离子交换-荷电微孔膜工艺一体化设计，结构紧凑；在国内首次使用荷电微孔滤膜作终端处理，可有效保证产水质量。

3. S90制液车　S90制液车完成于1994年，主要供战时制液，可与机动医院配套或装备摩托化师，亦可供军区制液站用于战时增补制液能力。

主要参数：总质量8285kg，外形尺寸7820mm×2561mm×3115mm；工艺设备总功率

13.22kW；输液生产能力为每批 150L。

主要特点：纯化水制备采用超滤-离子交换-超滤工艺，注射用水采用六效蒸馏水器；车内结构紧凑，可完成洗瓶、制水、配液、灌装等工序；车厢密闭性好，可控制温度与局部洁净度；机动性好，展收迅速，展开时间 23 分钟，撤收时间 18 分钟；野外作业时可与发电拖车、消毒灭菌拖车配套使用。

4. 反渗透-电去离子药用水设备　反渗透-电去离子设备是 2001 年研制成功的新型药用水生产设备。有多种规格型号。

主要特点：该设备采用超滤-炭吸附-软化-反渗透-电去离子-荷电微孔滤膜等多种现代技术集成的制水工艺。对原水适应性强，产水水质更高；电去离子是 20 世纪 90 年代发展起来的水处理技术，既可深度除盐，又可连续工作，操作简便，能耗、水耗低，极大地便利了野战制水；设备自动化程度高，工作可靠性好。

第六节　氧气保障装备

氧气保障装备是指能提供抢救伤病员所需医用氧气的各类制氧或供氧的设备和器材，它是军队卫生装备的重要组成部分。保证伤病员及时吸氧是降低伤死率、提高战伤救治能力的重要措施。未来高技术局部战争中随着武器杀伤力增大，短时间内可能发生大量伤亡，而且伤情更加复杂，伤病员的休克发生率增高，急救手术和伤病员后送都需要大量氧气，搞好平战时的氧气保障十分重要。

一、我军制氧装备的发展概况

长期以来，我军平战时的氧气供应主要依靠地方制氧厂以氧气瓶方式供应，少数边远地区依靠军队制氧站供氧，同时也研制和装备了一些机动和就地制氧的装备。

高原地区是氧气的重点供应方向之一，在恶劣的缺氧环境下作战，对氧气的需求量很大，但后方供应很难解决。因此，我军从 20 世纪 60 年代就开始研究适合高原使用的制氧装备。70 年代，卫生装备研究所与军械维修装备研究所曾以氯酸钠等化合物加热产氧的原理研制成小型便携式氧烛产氧器，用于高原测绘部队登山作业时应急供氧，氧烛尺寸为 39mm×210mm，质量为 0.35kg，产氧量为 100L。在此前后，中科院盐湖研究所为海军研制过四种氧烛。

我军在 80 年代末还研制了 HY-1 型和 HY-2 型单兵用化学产氧器，通过化学产氧方法快速为单兵提供急救氧气，它使用过碳酸钠化学产氧剂，氧气流量 0.5~3.5L/min，供氧时间为 20~30 分钟。不受其他限制，有水就能使用，已装备高原部队供紧急救治。

我军从 20 世纪 70 年代中期就开始研究分子筛变压吸附制氧方法，于 80 年代初研制成功 ZY-2 型高原制氧设备，富氧产量为 2m³/h，氧浓度为 90%，90 年代初并为青藏线上的兵站装备了一批高原制氧机，解决了兵站驻军与过往部队的用氧需求。

随后又相继研制了 PSA-3、PSA-8、PSA-16 等多种型号的分子筛制氧机供部队使用，在此基础之上又研制出 PSA-10 型、PSA-20 型智能型制氧机及 S2000 小型野战制氧机。

同时我军亦相继装备过多种采用深冷空分法的制液氧车，如 "AK-12 型" 制氧车，"1-12 型" 制氧车，目前空军仍装备有杭氧集团生产的 KL 系列的深冷法制氧车。杭州制氧厂还生产了 KL-11 型深冷法制氧车，产氧量为 $12m^3/h$，氧浓度为 99.2% 以上，整套设备装在经改装的黄河牌工程车上，配 75kW 发电挂车，能保证 1~2 个歼、强机团飞行，也可装备在军区氧站，最新改进型 KL-15 型制氧车，可提供飞行员高空呼吸及地面焊接供氧。产氧量为 $20m^3/h$。

20 世纪 90 年代中期又研制成功 S90 野战制氧车，技术途径采用分子筛法。此后，又为海拔 3000m 以上的高原基层部队配发了进口的 Mark-5 型小型制氧机，并且在高原地区新建若干个采用分子筛法的小型氧站，极大地改善了高原恶劣环境下基层部队的救治用氧问题。之后，又研制了 S2001 野战制氧挂车，氧气产量 $6m^3/h$，其技术更加合理，自动化程度高，属我军新一代的机动制氧装备。

二、氧气保障装备的基本类型

目前，野战条件下的氧气保障装备可分为现场就地制氧装备和后方供氧装备两类。现场就地制氧装备包括深冷法制氧装备、分子筛法制氧装备、化学法制氧装备和电化学法制氧装备。后方供氧装备包括氧气瓶和液氧储罐。

1. 氧气瓶　氧气瓶是使用最广泛的一种供氧方式，它使用简单，不需要维护。但氧气瓶供氧存在许多缺点：钢瓶体大笨重，一个 40L 钢瓶通常重 68kg，搬运困难，医护人员和辅助人员劳动强度大；瓶氧利用率低，一个 40L 钢瓶最多只能携带 7.5kg（约 $6m^3$）氧气；由于瓶氧容量小，因此压力变化快，无法实现等压大瓶向小瓶灌氧；氧气瓶充装压力高达 15MPa，瓶氧对温度和碰撞很敏感，在烈日下曝晒都可能引起危险；氧气耗尽后需要运回氧气厂灌瓶，耗费运力。

2. 液氧贮罐　液氧是 20 世纪 80 年代后逐渐采用的新的医疗供氧方式，它与传统的瓶氧供应方式相比，有许多优点。此外，小型液氧发生器，由于质量轻、体积小，灌装和使用非常方便，更适用于野战条件。

3. 深冷法制氧装备　深冷法制氧装备利用环境空气就地制取氧气，先将空气压缩、冷却后液化，利用氧与氮沸点的不同（在大气压力下氧沸点为 -182.9℃，氮沸点为 -195.8℃），通过精馏的方法分离制取氧气，在蒸汽与液体经过塔板接触时，高沸点的氧组分不断从蒸汽中冷凝而成为液体，低沸点氮等组分不断从液体中蒸发而变成气体，使冷凝液体的含氧量越来越高，上升气体的含氮量越来越高，达到把空气中的氧、氮分离的目的。深冷法制氧系统启动时间长，操作维修复杂，同时还需要消耗大量水，在用氧量较大时（氧气产量 $\geq 50m^3/h$），深冷法制取氧气最经济，用全低压流程制取 $1m^3$ 氧气的电耗量仅为 $0.6kW\cdot h$。根据需要，深冷法既可制取液氧，也可制取气氧。

4. 变压吸附法制氧装备　变压吸附法制氧装备是根据沸石分子筛对空气中各组分

不同的吸附特性，利用环境空气就地制取氧气。该方法操作简单，将干燥的压缩空气通入已被抽真空的吸附器中，空气中的氮分子被分子筛优先吸附。随着压缩空气的通入，吸附器压力逐渐上升，当容器内的压力达到所需压力时，打开出氧阀，氧气即从吸附器送出（出氧过程）。随着时间的延长，分子筛吸附氮分子能力逐渐下降，送出氧气纯度逐渐下降，需要把分子筛所吸附氮分子放出，达到解吸的目的。分子筛被解吸后又可充气、出氧。放空、充气、出氧是三个必不可少的连续过程。为了连续出氧，必须有两只以上吸附器相互切换，交替工作。变压吸附法制取氧气的缺点是，得不到纯度较高的氧气，一般氧平均纯度为90%以上，最高纯度达95%，氧气纯度随切换后时间呈周期性变化。变压吸附法制氧装备主要适用于产氧量较小的场合（一般氧气产量在1~30m³/h）。变压吸附制氧装备提供的医用氧气压力一般不超过1MPa，若要使用瓶氧，还需压氧灌瓶装置。

5. 化学法制氧装备　化学制氧装备是基于某种含氧物质在一定条件下能释放出氧的性质而用来制取氧气的，如1kg氯酸钾（$KClO_3$）在加热分解时，能放出270L氧。化学法制氧的特点是产氧速度快，不需要电能。但由于产氧剂是一次性消耗品，成本较高，生产能力很小，化学法制氧装备仅适合某些特殊场合，短时间制备少量医用氧气。

6. 电化学法制氧装备　在电解槽中，当通直流电于水中时，水即分解为氧和氢。氧积聚在阳极附近，氢积聚在阴极附近。为了提高水的导电度，在电解槽中加入氢氧化钠（NaOH）或氢氧化钾（KOH），使1L电解液中含有：NaOH 0.3~0.4kg，或含有KOH 0.2~0.26kg。每制取1m³氧气，同时可获得2m³氢气。每制取1m³氧气的耗电量为12~15kW·h。由于电耗量大，采用电解法制取大量氧气很不合适，而且由于氢气存在，很不安全。

三、几种主要的氧气保障装备

1. YG型供氧器系列　YG型供氧器系列是用于野外或紧急情况下，抢救重症伤病员的短期供氧设备。它质量较轻，便于携带（图4-4）。

2. 野战多人供氧器　主要与氧气瓶配合，用于平时及野战条件下的多人吸氧治疗。它配有压力计、减压器和分流管，可连接多达9个呼吸面罩，能同时供9名伤病员吸氧，也可为呼吸机、麻醉机供氧（图4-5）。

野战多人吸氧器由箱体、减压阀、多人供氧器头、支架、连接管路、带流量计湿化瓶、吸氧面罩、鼻导管及工具等组成。箱内组装的各种器材，根据消耗情况可随时进行补充。为便于工作，箱内物品根据功能分装在不同的隔室里。箱体选用金属复合铝板材，箱体四周及包角由金属型材及金属薄板制作。箱体设计成上开盖式，展收方便迅速。

3. ZY-2型高原制氧机　可供高原兵站和氧站使用。它采用四塔制氧流程。供高原地区就地制取氧气，以解决部队及地方有关单位的医疗用氧和生活用氧，若配压氧机可充氧灌瓶（图4-6）。

4. S90野战制氧车　在展开地域利用环境空气作原料气制取氧气并压氧灌瓶，供师以下医疗单位就地快速制备医疗用氧（图4-7）。

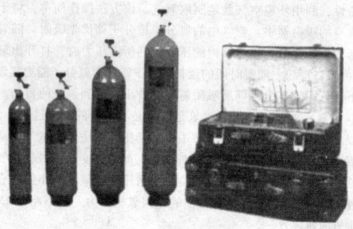

图 4-4　YG 型系列供氧器

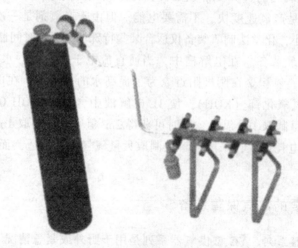

图 4-5　野战多人供氧器

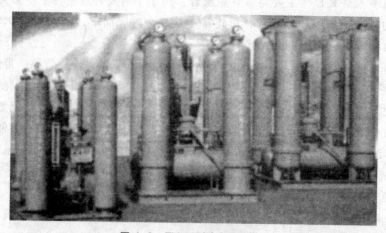

图 4-6　ZY-2 型高原制氧机

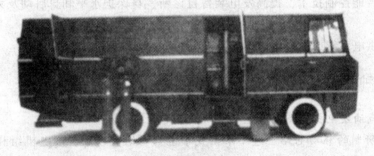

图 4-7 S90 野战制氧车

第七节 野战医用供电装备

野战医用供电装备是为野战医疗照明、医疗仪器设备和技术保障装备提供电力的电源和配电装备的统称。

随着现代战争的发展，越来越多的先进的诊、检、防、救、治医疗仪器和设备被广泛用于卫勤保障；同时，为了改善医疗环境，也大量采用了空调装备。这些装备对野战医用供电的数量和质量要求也随之增长，使得野战医用供电装备在野战卫生装备和卫勤保障中的地位不断提升。可以说，没有足量优质的野战医用供电，野战卫生装备就发挥不出作用，也就无法完成卫勤保障任务。

一、我军野战医用供电装备的发展概况

随着军队卫生装备的现代化，我军野战卫生装备以前所未有的速度迅猛发展，对供电数量和质量要求不断提高，作为野战卫勤保障装备的供电装备，其发展大约经历了三个阶段：

1. 手术照明供电 受携运能力限制，仅能采用单个小型发电机组，专项重点保障手术照明供电，供电量为：0.6~2kW。

2. 医疗保障供电 携运能力不断增强，可重点保障急救、手术、X 线诊断、化验、灭菌等医疗功能供电，供电量为：2~50kW。

3. 医疗系统保障供电 供电要求不断提高，供电范围不断扩大，除集中保障医疗系统中各医疗装备供电外，还为暖、通、空调及制水、制氧等技术保障设备供电，供电量为 10~150kW。

二、野战医用供电装备的发展趋势

1. 运用先进发电技术，将航空航天技术用到发电装备中，提高发电装备的效率和比功率，外军已有采用燃气轮机和燃料电池发电装备。

2. 采用降噪技术和抗干扰技术，提高发电装备的生存能力和防护能力。

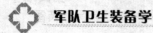

3. 运用智能控制技术，提高发电装备自诊断、自保护水平和自启动及无人值守发、供电的能力。

4. 采用供电系统或网络供电，提高供电的质量和可靠性。

三、几种主要的发电机和移动电站

1. 小型汽油发电机　图 4-8 是小型汽油发电机组的外形。

2. 我军研制的移动电站　近年来，我军也自行研制了部分发电机组和移动电站。其特点是环境适应性良好，能在 −40℃~40℃ 及海拔 4000m 的环境下使用。采用越野挂车和汽车底盘，机动性能良好；供电质量较高，运行可靠性良好；具备一定的智能化控制和遥控功能。

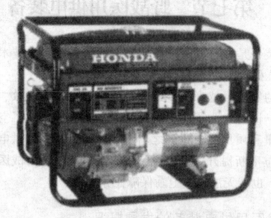

图 4-8　小型汽油发电机组

┌───┐
思 考

1. 军队医疗卫生装备中的诊疗和保障装备中有很多都是从民用装备改装而来的，你认为军用装备和民用装备之间最大的区别是什么？

2. 在本章所包含的装备中，找出一种你最感兴趣的装备，查阅相关资料，提出自己对该装备改进的一些想法。

3. 诊疗和保障装备方面有没有我们可以改进或者补充的地方？
└───┘

第五章　我军医疗卫生装备
——其他装备

> **学习要点**
>
> 1. 熟悉本章中介绍的其他装备现状。
> 2. 熟悉这些装备主要需要哪些特殊的性能要求。
> 3. 了解这些装备的典型代表。

　　除了上几章中提到的装备类型之外，我军医疗卫生装备还有防疫防护装备、信息装备、专用装备三个主要类型。这一章中我们简要介绍一下这三种类型的医疗卫生装备。

　　卫生防疫防护装备包含两个方面：卫生防疫装备，是防止各种有害因素对人体的不利影响，预防、控制和消除传染流行而使用的器材、仪器和设备的统称；卫生防护装备，是指运用医学技术、防护技术及其他相关技术，在核、化、生战剂污染发生或存在潜在的威胁时，直接或间接地保护和救治伤病员的一系列装备的总称。

　　信息装备主要包含：伤员寻找装备，是指平战时搜索、发现伤员，以确保伤员被快速找到并得到及时救治的装备；卫勤指挥装备，是指用于组织、计划战时卫勤保障和指挥卫勤机构实施卫勤保障活动的各种器材的总称，主要包括用于收集、加工、传输信息，下达指示和命令的通信设施、指挥自动化装备及卫勤作业装备等，既是后勤指挥装备的组成部分又是实施卫勤组织指挥的物质基础；远程医学装备，是综合应用医学技术、微电子技术和信息技术等形成的信息化卫生装备，可跨越时空，开展形式多样、交互式、可视化的远距离医学咨询、诊断、治疗及医学教育等，并可为伤病员提供远程、实时、快速、高水平的医疗服务。

　　专用装备主要包括：海军专用卫生装备，是指根据平战时海上卫生勤务保障任务要求，专供海军各级医疗救治阶梯使用，用于海上医疗救护、救生、伤病员换乘和后送的器材、仪器、设备、配套装具的总称；空军专用卫生装备，是指专用于空军作战、训练卫勤保障和医学科研活动的医学设备、器材及空中卫生运输工具等配套装备的统称。

第一节　卫生防疫装备

卫生防疫装备是防止各种有害因素对人体的不利影响，预防、控制和消除传染病流行而使用的器材、仪器和设备的统称，是卫生装备总体构成的一部分。它主要用于卫生学流行病学侦察、检验，室内外环境的消毒杀虫灭菌（消杀灭）处理以及饮用水、食品的检验等，是平战时减少非战斗减员，防止传染病的发生和流行，提高部队的生存能力的重要手段。

一、我军卫生防疫装备的发展现状

我军卫生防疫装备的研制起步于20世纪50年代，经过几十年的发展，形成了以各种检验箱和卫生技术车辆为主体的野战卫生防疫装备体系。

检验箱由于具有结构简单、体积小、重量轻、易于携带、检验方法简便快速、适用范围宽、成本低、便于推广等特点，得到了迅速的发展，是我军卫生防疫部门平战时对水质、食品进行快速检验和鉴定，保障部队饮水、膳食卫生的重要设备。

野外水质检验技术装备是军队给水卫生保障不可缺少的条件。我军从20世纪50年代末开始进行野战水质检验技术装备的研制，结合部队实际，已先后研制出各种类型的水检验试纸、膜、笔、包、盒、箱等装备，如64、67、76、81、85型野战检水检毒箱（盒）等，并在此基础上研制了水质细菌检验箱、食品细菌检验箱以及食品微生物检验箱等检验装备。

我军机动卫生防疫装备研究起步于20世纪60年代，1960年我军研制了第一台用于细菌检验的野战细菌检验车。70年代研制了细菌检验车和昆虫疟原虫检验车，80年代研制了WJ-85型微生物检验车和消毒杀虫车，2000年研制了以杀虫和消毒为主、辅以快速检验的WCD2000卫生防疫车。

（一）侦察采样装备

我军20世纪80年代初研制的JWL-Ⅱ型空气微生物采样器，性能先进、应用范围广、体积小、机动灵活，带有自动定时采样装置，其效率与国际标准采样器水平接近，可用于医疗、卫生防疫部门以及有关食品、发酵、制药、农牧业等部门的空气微生物监测和实验研究。该采样器主要特点如下：

1. 采样效率高。

2. 采样自控时间档次较多，从30秒至15分钟共分8档（国外仪器1~3档）。可使用交流或直流电源，在常压或正压条件下能正常工作。

3. 采样部分装卸方便，可单独悬挂、手持或与管道连接，在特定的小区域内采样。备有现场灭菌器皿，可防止每次采样之间的交叉污染。

4. 应用的特种塑料器皿透明度好、耐高压、耐冲击、密封性好。便于携带保存标本。

5. 机件组装结构紧凑，体积小、重量轻、便于携带使用。

（二）检验装备

1. 检验箱

（1）78 型野战检水检毒箱　可完成水质理化检验 28 项（其中水质常规理化检验 12 项，常见毒物 12 项，军用毒剂 4 项）。试剂 90% 为固体试剂，便于携带。箱内装药量可检水样 100 份，粮样 50 份。

（2）85 型野战检水检毒盒　供卫生防疫人员在平战时选择水源、评价水质，判断水处理效果和鉴定饮水染毒情况时使用，可检测项目 10 项（其中水质常规理化检验 4 项、常见毒物 3 项、军用毒剂 3 项），各检测项目单元式组装，一次性使用，便于携带，野外使用方便，方法简便，易于掌握，试剂稳定性较好，适于部队基层应用。

（3）86 型检水检毒箱　是平战时进行水源侦察、评价饮水和军粮染毒情况的检验装备，可检测一般水质指标、常见毒物和军用毒剂指标共 24 项。检测方法基本采用目测比色法，具有灵敏度高、专一性强等特点。其检出浓度符合野战饮水和军粮检毒的卫生要求。检测装置利用一次量试剂密封包装，单元式组合，现场一次性使用新剂型，检测准确稳定，操作简易快速。适于野战条件及平时野外作业使用。

（4）88 型水质理化检验箱　是供卫生防疫和环保化验人员平战时进行水源选择、水质评价和实施饮水卫生监督的检验装置，可检测一般水质指标、常见毒物指标共 25 项。检测方法基本采用目测比色法，具有灵敏度高、专一性强等特点。试剂一般稳定储存 3 年以上。检测装置利用一次量试剂密封包装，单元式组合，现场一次性使用新剂型，检测准确稳定，操作简易快速，适于野战条件及平时野外作业使用。

（5）食品理化检验箱　是基层卫生防疫部门进行现场食品卫生监测的配套装备。也适用于食品行业食品卫生质量的自控检验。能检出食品中甲醇、巴比妥、氰化物、有机磷、有机氯、黄曲霉素、砷、汞、铅等 27 项内容。该装备结构紧凑、经济实用、携带方便，具有操作简单、快速、灵敏、准确等特点，其定性和定量试验符合国家食品卫生评价标准。

2. 防疫技术车辆

（1）昆虫、疟原虫检验车　用 BJ-212A 型汽车改装而成，主要供部队平战时进行疟原虫检验和媒介蚊虫的采集调查，也可用于小面积灭蚊。配备有喷雾器及少量 DDV 乳剂。药材装备品量可供制作 500~1000 张疟原虫血片及 500~1000 个媒介蚊虫标本。

（2）细菌检验车　用 NJ-230 型越野车底盘改装而成，为全金属轿车型。用于防疫队野外检验，能检验霍乱、伤寒、鼠疫、野兔热、炭疽、肉毒毒素、痢疾、类鼻疽等烈性传染病病原体。药材装备 200 份标本量。车内分为驾驶室和检验室两部分。检验室配备有检验台、洗手柜、干燥箱、灭菌操作箱、培养箱、发电机、灭火器、水箱、配电箱、电冰箱、电风扇等设备。为适应野外使用，主要设备都装有减振装置。

（3）WJ-85 型微生物检验车　该车用东风 EQ141 汽车底盘改装，是一种多功能的平战结合，便于军民两用的机动防疫装备。车内装有供检验细菌、病毒，快速诊断和血清学调查所需的设备、器材。该车平时可用于自然疫源地及传染病流行区的病原微生物检验和鉴定，进行流行病学和抗体水平调查，以及对食品、环境卫生等微生物学检验与监督。战时可用于检验细菌、病毒等病原微生物战剂。车厢内分隔为驾驶室（准备室）、检验室、洗消室三部分，能同时进行细菌、病毒检验，工作可靠，使用操作方便。

（三）消杀灭装备

1. 喷雾器

（1）手动喷雾器　适用于室内喷洒卫生杀虫剂和消毒剂。这类喷雾器主要是手持和背负式的小型设备，具有体积小、重量轻、操作简单等特点，但作业效率偏低。如3WS-0.8型手持压缩式喷雾器，84-1型、工农-16型、长江-104型背负式喷雾器等。

（2）电动喷雾器　适合室内外环境小面积的卫生杀虫和消毒。这类喷雾器包括电动离心机喷雾器、静电喷雾机、离心式电动气溶胶喷雾机等，除具有体积小、重量轻、操作简单的特点外，还具有用药量少、效率高、雾化性能好的特点。如3WCD-5型电动离心机喷雾器，永旋Ⅱ型静电喷雾机以及BX-1型、蒂发202型离心式电动气溶胶喷雾机等。

（3）机动喷雾机　用于室外大面积的杀虫和消毒处理。主要有背负式机动弥雾喷粉机、手提式超低容量喷雾机以及大功率喷雾机。具有功效高、用途广等特点，适合大面积快速喷洒。如东方红-18背负式弥雾喷粉机、WS-1型手提式超低容量喷雾机。

（4）烟雾机　适用于禽、畜舍棚、仓库、温室、林地等地域的杀虫和消毒处理。具有体积小，重量轻，便于携带，烟雾粒径小，穿透性、扩散性及附着性好，功率高，适用范围广，不受目标的形状及位置限制的特点。如3YD-8型、东风-5型、XH-15型烟雾机等。

2. 技术车辆

（1）221XCH型消毒杀虫车　用NJ221BX3型汽车底盘改装，可供部队平战时开展卫生防疫工作时使用，适于反生物战条件下消毒杀虫。同时，也可供地方卫生防疫部门消毒杀虫使用。整车由汽车-车厢系统、储液输液系统、多用喷枪喷刷洗消杀虫装置、气溶胶喷雾器、超低容量喷雾杀虫装置、采暖系统、供电系统、装车设备及随车工具等几部分组成。

（2）WCD2000卫生防疫车　用NJ2045PAA型二类越野汽车底盘改装，平战时用于室内外环境的细菌和蚊蝇等媒介昆虫的消杀处理。整车由汽车底盘、厢式车身、消毒系统、杀虫系统、空气调节系统、电气系统及附属设施等构成。

二、卫生防疫装备的发展特点与趋势

1. 特点　经过几十年的发展，卫生防疫装备初步形成了以侦查、检验及消杀装备为主体的构成模式，其所涉及的装备品种繁多，既有小型的携行装备，又有大型的机动车辆装备。通过不同的功能组合，可在不同地域、场合及环境下展开卫生防疫工作，具有较好的军民两用性，适应多种作业的需要。

2. 发展趋势

（1）运用高新技术，提高装备水平　在装备领域中最大限度的运用高新技术，以优化整体保障效能是今后卫生防疫装备发展的大趋势，尤其在生化侦检装备领域显得尤为突出。如单克隆抗体技术、基因杂交技术、聚合酶链反应技术（PCR）、生物传感器技术等在侦检领域的运用，使侦检手段和方法更加丰富，有效地提高了装备的保障效能和技术水平。

（2）提高装备在生化战剂污染条件下的生存能力　虽然战争模式已由热兵器向信息武器时代转变，但生物和化学战剂的威胁依然存在，因此提高装备的战场生存能力，尤其在生化条件下的生存能力，最大限度地保持和恢复装备效能是未来防疫装备发展的主要方向之一。重点研究卫生防疫装备的抗毁伤性、适应性和可洗消性，提高卫生防疫装备的抗污染、耐洗消、易洗消能力。

三、卫生防疫装备的分类

卫生防疫装备的功能与卫生防疫保障措施密切相连，因此，卫生防疫装备按其功能可分为三类。

1. 侦察采样装备　指用于部队展开前或展开过程中对部队展开区域的生物战剂污染、疫情等进行侦察、采样的一系列装备。

主要用于早期发出警报，采集样品。此类装备由各种侦检报警器、采样器、侦察车等构成。如 JWL–Ⅱ型空气微生物采样器、XM19 侦检报警器、XM2 生物采样器、M93A1 狐式侦察车等。

2. 检验装备　指用于水质、食品的污染物、自然疫源地及传染病流行区的病原微生物、生物战剂进行检验和鉴定的一系列装备。

主要用于快速检验、鉴定。此类装备由各种检验箱、检验车等构成。如美国的 ATEL 型车载流动实验室、俄罗斯的移动式医学检验室、我军的 85 型检水检毒箱、水质细菌检验箱、食品细菌检验箱、细菌检验车、WJ–85 型微生物检验车等。

3. 消杀灭装备　指用于疫源区、传染区、生物战剂污染区消毒、杀虫及洗消的一系列装备。

主要用于迅速切断传播途径和消灭传染源。此类装备由各种喷雾器、消杀车等构成。如美国的 2P 型超低容量喷雾机、日本的 EP–251T 型手推车式喷雾机、捷克的 TZ74 型消毒车、我军的 221XCH 型消毒杀虫车以及 WCD2000 卫生防疫车等。

第二节　卫生防护装备

卫生防护装备是指运用医学技术、防护技术及其他相关技术，在核、化、生战剂污染发生或存在潜在的威胁时直接或间接地保护和救治伤病员的一系列装备的总称，是卫生装备系统的重要组成部分之一。

核、化、生武器造成人员杀伤有多种致伤因素。其中，核武器瞬时杀伤因素有冲击波、早期核辐射、光辐射和核电磁脉冲；延缓杀伤因素有放射性沾染。化学武器有速杀性毒剂和持久性毒剂，通过呼吸道和皮肤杀伤人员。生物武器仅对人员和动植物造成危害。从卫生防护角度分析，核武器的冲击波、早期核辐射是最难防的，其次是光辐射、放射性沾染。目前，世界上在冲击波和早期核辐射的杀伤半径内还没有效果确切的可移动式防护装备，本节卫生防护装备是指对化学战剂、放射性沾染和生物战剂的防护装备。

几种主要卫生防护装备：

1. 我军 65 型防毒面具　65 型防毒面具为无导管的头带式通话面具，依靠罩体上的过滤元件来过滤毒剂蒸气和气溶胶。这种面具重量轻、体积小、携带方便、不影响战斗活动。面具性能虽然比 59 型和 64 型稍低，但能对毒剂蒸气和气溶胶进行有效的防护。

2. 我军 69 型防毒面具　69 型防毒面具为无导管的头盔式通话面具，它具有重量轻、体积小、佩戴方便、滤毒罐便于更换等优点（图 5-1）。面罩按大小分 4 个号码，1 号最小。

3. 我军正压医用防护头罩　我军研制的正压医用防护头罩由头罩罩衣、空气净化滤毒系统和正压给气系统组成。头罩上部呈椭圆柱体与下部罩衣连接，在罩衣两袖口和下摆处缝合松紧带和尼龙搭扣，敞口适当封闭。在罩衣前胸部和后背部适当位置分别安装了听诊器和给气管。给气管出气口固定在使用者额头前上方，保证气流从面部前上方通过整个面部吹向前胸罩衣下摆（图 5-2）。

滤毒罐、风机、电池和控制器组合在一起构成电气集成腰带。

防护头罩有大、中、小三种型号，胸围尺寸分别为 1470mm、1360mm、1310mm；总重量小于 3.5kg。可在环境温度 -10℃~40℃，相对湿度小于 90%（25℃）条件下使用。故障平均修复时间 ≤60 分钟，表面易洗消，可重复使用。滤毒罐可滤除空气中 99.9999% 的 0.3μm 微粒气溶胶。给气系统将净化后的空气输送到头罩内，在头部由上至下形成一定流量的洁净空气流，并使头罩内保持正压。

主要供医护人员近距离接触烈性传染病员（特别是呼吸系统传染病）时使用。

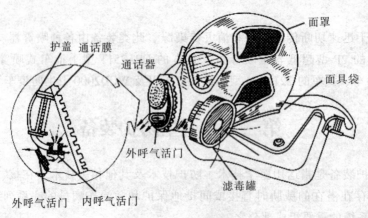

图 5-1　69 型防毒面具

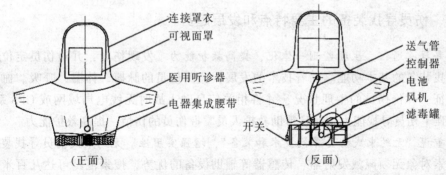

连接罩衣
可视面罩
医用听诊器
电器集成腰带

送气管
控制器
电池
风机
滤毒罐
开关

（正面）　　　　（反面）

图 5-2　正压医用防护头罩

4. 我军 W2000 型微生物采样箱　W2000 型微生物采样箱箱体由硬质铝合金材料制成，具有抗压、耐腐蚀、易洗消等特点；箱内衬有 ABS 工程塑料吸塑隔架，耐腐蚀、易洗消；整箱便于集装运输，也适合单兵短途携行，外形尺寸为 485mm×345mm×180mm。箱内装物分为标本采集、标本保存、个人及环境防疫、现场取证及记录、特种作业装备等五个功能模块。同时，箱内根据任务的不同，可随时扩充不同的功能模块。

该箱主要功能如下：

（1）采集气溶胶标本　包括植被、表层的土壤、水、物体表面擦拭的棉拭子、现场工作人员的口罩外层小片及敌投可疑弹片或气溶胶发生器散件等。

（2）采集媒介物标本　包括蚊虫、蚤、蜱、鼠类、水生动物和杂物等（用于立克次体及鼠疫耶尔森菌、土拉弗朗西斯菌、霍乱弧菌和炭疽芽胞、杆菌芽胞的检验）。

（3）采集水及食品标本　每个采集水样约 250ml，水样、土样等环境标本 20 份。

（4）采集临床及尸检标本　患者标本（血、痰等）10~15 份（按照每个患者采 3~4 份标本计算）。

所有一次性器材有效期为 2 年，器材高压灭菌后可重复使用。

5. 我军新型单室自动注射器　该注射器采用以弹簧为激发动力的全塑自动注射装置，受到神经毒剂攻击时，只要拉出保险环，将其前端压在大腿外侧，用拇指下压针帽，便可在 30 秒内将抗神经毒剂注入体内。

该注射器总长度为 149mm，最大外径为 22mm，最小外径为 17mm；最小击发力为 2.5kg，击发成功率为 100%，击发后药液残留量小于 0.2ml。

第三节　伤员寻找装备

现代战争的战线变动无常、战场复杂多变，使伤员分布在广大而地形复杂的区域，要使伤员尽早得到救治，首先要发现并找到伤员。使用伤员寻找装备，能有效地缩短伤员从负伤到得到救治的时间，在战时卫勤保障中有着重要作用。

伤员寻找装备是指平战时搜索、发现伤员，以确保伤员被快速找到并得到及时救治的装备。

一、伤员寻找装备的主要特点和发展趋势

1. 寻找、通信、生理监测一体化，提高救护能力　发现伤员，并对伤员定位，是伤员寻找装备的基本功能。随着技术的发展，监测伤员的脉搏、体温、呼吸、血压等生命指征，评价伤员的生理状况，并将相关信息融入战时无线电局域网或 GPS 系统，不仅增强了伤员寻找能力，而且帮助救护人员掌握伤员的伤情，提高救护能力。

2. 重视"无约束式伤员寻找技术和装备"，增强实用性　无约束式伤员寻找装备具有被搜索对象无须佩戴发射器、传感器等辅助设备的优势，搜索范围可达几百米，具有更强的实用性，因而是重点发展的伤员寻找装备之一。非接触雷达式生命参数探测技术、雷达成像技术和热力测向技术是研制无约束式伤员寻找装备的关键技术。

3. 注重多技术融合，提高寻找能力　战时寻找伤员情况各异、环境复杂，单一技术研制的装备难以满足需求。有效地利用红外、微光可视、雷达、通讯、GPS、传感器、机器人等技术，使各技术之间、不同寻找装备之间功能互补，以便有效地提高寻找能力。

4. 注重机动和灵活性，便于单兵携行和使用　伤员寻找装备多为卫生救护人员使用，因此要求体积、重量、功耗等满足单兵携行的要求，并且结构简单、便于操作，具备智能化自动搜索的功能。

二、伤员寻找装备的分类

伤员寻找装备可按技术原理、搜寻距离和寻找方式进行分类。按技术原理可分为光学类、电子类、音响类和机器人伤员寻找装备，按寻找距离可分为局域范围和广域范围伤员寻找装备，按寻找方式可分为"约束式伤员寻找装备"和"无约束式伤员寻找装备"。下面介绍几种类型的主要伤员寻找装备。

1. 光学伤员寻找装备　各类夜视仪是较早用于伤员寻找的装备，主要解决能见度不良，尤其是夜间伤员的寻找。夜视仪是人眼的辅助工具，它把物体发射或反射的光辐射转换成电信号，经信号处理，再现物体的图像。

夜视仪按原理来分，可分为主动式和被动式两类装备。

主动夜视系统是利用非可视光作光源，它有两种工作方式：一种是区域发光器，如红外线灯；另一种是采用窄光束控制扫描视场，接收反射非可视光在监视器上同步显示图像，所以这种夜视仪也可称为光夜视仪，热成像仪、红外夜视仪等都属于这类。

被动夜视仪是利用月光、星光、天空辉光、夜天光等一切很微弱的自然光线，加以放大达到可视的目的。这类夜视仪也称为微光夜视仪。

2. 电子伤员寻找装备　目前应用最广、种类最多的是采用电子技术研制的伤员寻找装备，从其技术发展及特征，可分为约束式和无约束式无线电伤员搜寻装备两种类型。

约束式伤员寻找装备主要依靠无线电遥测、定位技术，这种技术要求被搜寻目标

佩戴传感器和无线发射器。

无约束式伤员寻找装备主要依靠非接触雷达式生命参数探测技术和雷达成像技术，由于这种技术不要求被搜寻对象事先佩戴传感器和其他辅助装置，对搜寻和检测对象无任何约束，因此具有很高的应用价值。采用非接触生命参数探测技术研制的伤员搜寻装备，可穿透各类障碍物（废墟、树木、墙体等）而探测到伤员的呼吸和心跳信号，从而发现伤员，并可定位。超宽带雷达成像技术不仅可以用于军事侦察，而且可以用于伤员寻找，它通过雷达信号处理，对反射目标进行成像，从而发现伤员，而且可以穿过丛林和地表面发现被遮挡的伤员。

3. 音响和振动监测仪　音响和振动监测是采用声音或振动传感器进行全方位的振动信息收集，可探测以空气为载体的各种声波和以其他媒体为载体的各类振动，从而确定是否有伤员存在。这种方法可用于被困在土壤、岩石结构或混凝土建筑物中伤员的探测和搜寻。

4. 机器人伤员寻找装备　机器人伤员寻找装备的典型代表是机器昆虫，它采用微加工技术和纳米技术制造，表面上看它和真实昆虫无太大区别，但机器昆虫携带着各种探测器和传感器，可以隐蔽地飞到人难以达到的各种复杂环境中去，将探测到的信息发回给搜寻人员，从而尽快发现伤员。

三、几种主要的伤员寻找装备

1. 生命发现者　生命发现者（the life finder）是美国专业安全公司（Professional Safety Inc）研制的手持式产品。主要用于能见度不良条件下，尤其是夜间对伤员的寻找，它通过红外探测热源来发现目标，灵敏度高，能检测出很小的热差变化，对移动目标很敏感。它体积小，重量轻，价格低，机动性能好（图5-3）。

主要技术指标如下：

电池：一节9V碱性电池。

电池工作时间（h）：15~20。

工作电流（mA）：最小工作电流为13，最大工作电流33。

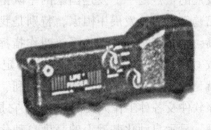

尺寸（cm）：直径3.8，长度15。

质量（g）：173。

图5-3　生命发现者

显示：10段LED图形显示方式。

工作温度（℃）：-17~100。

探测器：锂钽双耦合热电传感器。

搜寻距离：最大搜寻距离为1000m（识别人体大小的动物）；在树林中搜寻距离为200m（识别人体大小的动物）；在50m距离内，可以发现水下5m处的目标。

注意：该仪器不能穿过玻璃和固态物质来探测目标。

2. DELSAR生命探测器　DELSAR生命探测器是美国Delsar公司的产品，主要用来搜寻被障碍物（废墟等）遮挡的难以发现的伤员，但它要求伤员能够活动、敲击或呼救，在这种情况下，该探测器能通过传感器检测到通过固体物质或空气传播的振动或声音信号，并定位发现伤员。DELSAR 生命探测器的首次应用是在 1988 年美国地震中，用来搜寻幸存者，此后经不断的改进和发展，成为搜寻遇难者的主要装备之一。

第四节　卫勤指挥装备

卫勤指挥装备是指用于组织计划战时卫勤保障和指挥卫勤机构实施卫勤保障活动的各种器材的总称，主要包括用于收集、加工、传输信息、下达指示和命令的通信设施，指挥自动化装备及卫勤作业装备等，既是后勤指挥装备的组成部分又是实施卫勤组织指挥的物质基础。在现代战争卫勤保障中，卫勤指挥装备，特别是高技术卫勤指挥装备正发挥着愈来愈重要的作用，它影响着卫勤组织指挥的效能，乃至卫勤保障任务的完成。

一、卫勤指挥装备的发展概况

卫勤指挥装备的发展是随着军队卫勤的发展而发展的。现代战争中，战争形态和战线变化无常，卫勤保障能力不仅取决于卫勤力量的强弱和卫生装备的好坏，而且常常取决于卫勤力量和卫生装备的合理配置、及时调动和正确使用，即只有卫勤力量、卫生装备与卫生勤务正确结合才能形成现代战争的卫勤保障能力，这就是信息战争卫勤保障的特点。战时卫生勤务保障，首先是通过卫勤通信指挥装备来进行卫勤组织、计划、控制等指挥协调作用来实现的。

1. 外军概况　从 20 世纪 50 年代开始，美国和苏联等国都把指挥自动化系统作为发展的重点之一。发达国家的军队指挥自动化系统经历了初创、发展和繁荣时期，现已趋于成熟。发展中国家，特别是我国周边国家和地区的指挥自动化能力也有较大提高。美军把指挥自动化系统叫作指挥、控制、通信与情报系统，英文缩写为 C3I 系统或 C3 系统。美军给 C3I 系统下的定义是："军事指挥控制通信与情报（C3I）系统，就是指挥员对其所属部队行使权利、进行管理、发号施令时所用到的设备、器材、程序软件及各种工作人员的总称。"它是建立在情报信息获取手段现代化和通信、数据处理、显示自动化基础上的高度自动化系统，是一个能代替指挥控制过程中大部分人工操作，提高指挥控制质量和效率的多功能人机系统。在海湾战争中，以美国为首的多国部队也是借助其 C3I 系统，才使 70 余万不同国籍、不同语言的部队，3500 余架战机，5000 余辆坦克、装甲车以及 247 艘战舰相互配合，协同作战，赢得了胜利。有史以来，美军也第一次在卫勤力量部署和卫生支援方面使用卫星通信，用卫星建立了全球定位系统，使卫勤组织指挥达到了实时调整的水平。美军还开发了一系列被称为"电视医疗"的项目，主要有：医疗保健信息系统，要求医疗信息必须准确不间断地传递于从前方到后方救治的各个环节；战伤电子病历，即电子伤票将保证从前方战场一直到美国本土的后方医疗中心都能连续输送，这些信息储存于多媒体数据库里，并可通过全球远距离通信系统随时取用。美军还创建了远距离医疗系统，包括远距离辅导和远距离咨询，该系统可得到全球高效能通信网络的支援。全球高效能通信网络是一个全球光纤电缆与卫星网，配有异步传输模式转换机，并编制出有关程序来处理信息，其传输能力达每秒数亿比特。例如，向一地方传输 1000 份伤员全部病历，仅需数秒。

2. 我军概况　我军的指挥自动化系统建设起步较晚，直到 1975 年才真正开始这方面的工作，以后逐步建立了远程汉字联机系统，该系统能自动加密解密，参谋人员可以像打电话一样用汉字终端直接拍发电文，在全军范围内，第一次把通信技术、保密技术与计算机有机地结合到一起。进入 20 世纪 80 年代，远程汉字终端联机系统逐步向计算机网过渡，以数台某型号的系列小型计算机为节点机，把配置到全军各单位的数万台汉字终端联成计算机网络，提供自动化指挥手段。同时，听写汉字的计算机系统、手写汉字联机识别系统等相继问世，计算机卫星通信在我国实验成功，并建立了国内卫星通信网，全军计算机联网，并进入实用阶段。目前，我军已建成自动化指挥网，并投入全时值勤，实现了军用文书、报表传递自动化，为信息的快速传递和处理创造了良好的条件。平时卫勤部门也可充分利用这一系统进行信息的传输，战时可使卫勤网络与该系统联网，实施自动化指挥。除此之外，"六五"至"七五"期间，成都军区已建成"两山"作战伤员数据库。原后勤学院，第二、第四军医大学等卫勤教研室研制了卫勤保障计划、减员预计等软件，进行了救护所和医疗后送的模拟研究，在"-88"和"-88"战役演习中实现了小范围的联网，使用了战中卫勤情况处置软件。某集团军卫生处在老山作战中用单机处理卫勤数据，拟制卫勤保障计划等。此外，总部早就提出了建设卫生信息化工程的目标，目前正在开发研制中。近年来，我军研制成功并已开始装备部队使用的 S95-100 野战机动医疗系统，其中的卫勤作业方舱已具备卫勤通信指挥、卫勤作业和远程医疗等多项功能。

卫勤通信指挥装备应与后勤通信指挥装备及作战通信指挥装备同步发展，并逐步实现一体化，为卫勤指挥自动化和卫勤可视化提供基础，实现卫勤保障力量配置和流动、伤员分布和流动、卫勤保障物资装备配置和流动全部可视，以实现精确、高效的卫勤保障。

二、卫勤指挥装备的分类

卫勤指挥装备在不同的时期和不同的角度有不同的分类方法。下面介绍按照使用功能进行分类的方法。

按照装备在卫勤指挥中发挥的作用和功能，卫勤指挥装备可分为通讯、卫勤侦察、卫生资源分配管理、辅助决策等类型，见图 5-4。

(一) 通讯类装备

卫勤组织指挥离不开通讯，而且通讯是最主要和最重要的。卫勤指挥者不仅可用通讯工具传输命令、指示，还可用通讯工具搜集、传输信息。

1. 声通讯　声通讯是人类社会最早的通讯方式之一，并运用于各个领域，早期卫勤指挥通讯主要采用此种方式，直至今天，这种方式仍是主要通讯方式之一。如海军

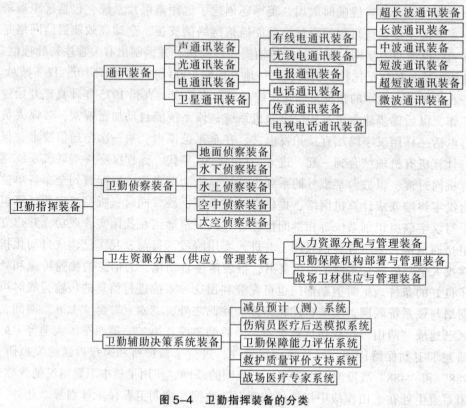

图 5-4　卫勤指挥装备的分类

的舰船医疗通讯使用的汽笛、雾钟、雾笛、海军笛等。

2. 光通讯　光通讯是传输文字、图像、景物及一切形象化信息的工具之一。它包括火光通讯、灯光通讯、编码通讯、旗语通讯等。其中信号旗、手旗、灯光等仍是海军舰船医疗通信工具之一。自从开始利用人工光波传送信息以来，光通讯经历了漫长的历程，直到激光通讯的发明，终于使光通讯进入了一个全新的时期，光通讯的前景将更加灿烂辉煌。

3. 电通讯　电通讯装备的发明使通讯手段得到了根本性的改变。它可分为有线电通讯与无线电通讯，电通讯信息传输距离远、速度快捷、准确率高。

4. 卫星通讯　卫星通讯的实质是利用卫星为载体或中转站来传播信息，是目前最受各国关注的通讯装备，是现代最先进的通讯工具之一。各国军队的卫勤部门都在想方设法充分利用这一通讯装备为卫勤指挥服务。在海湾战争中，美、英、法为首的多国部队征集了国内 GPS 接收机，总数达 2 万多台，其中一部分用于卫勤保障，如美军的第 45 卫生连的两架"外部存储保障系统"飞机和第 11 医疗后送团的两架 UH-60 飞机上都有 GPS 接收机。目前，国外的 GPS 已发展到了第四代。美、俄、日等国都建立了相应的卫星通讯伤员自动化救治系统，形成远距离医疗服务快速反应模式。1992 年底，美军出兵索马里期间，也使用了远距离医疗卫生通讯系统。

（二）卫勤侦察装备

侦察是获取信息的基本手段，卫勤侦察是卫勤指挥的重要内容和前提条件，主要是侦察作战地域的地形、地貌、气象、环境、流行病学、卫生资源等情况，为卫勤保障服务。侦察装备按空间分为地面、水下、水上、空中、太空侦察装备，如无线电侦察设备、雷达、机载探测信息系统（有人、无人驾驶侦察机，直升机，预警机）、天基探测信息系统（各种侦察卫星及地面站设备组成）。

（三）卫生资源分配（供应）管理装备

美军自20世纪80年代初开始开发此类装备，主要是开发计算机软硬件，其主要功能是进行卫勤人力资源分配与管理、卫勤保障机构部署与管理、战场卫材供应与管理，其目的是提高计划工作的效率和卫勤人员与管理器材的使用效率。

（四）卫勤辅助决策系统装备

它包括减员预计（测）系统、伤病员医疗后送模拟系统、卫勤保障能力评估系统、救护质量评价支持系统、战场医疗专家系统等子系统。主要作用是利用此类装备系统进行数值计算、预测减员数量，进行医疗后送方案的优选、信息处理、制订卫勤保障计划、评估保障能力与医疗后送质量、进行医疗专家咨询指导等。海湾战争中，美军应用了一个使用多年的基于VAX超小型计算机上的自动救护质量评价支持系统，在战区还使用了一种基于PC微机的医疗急救系统（AQCESS）。美军认为，使用卫勤辅助决策系统可以进行计划工作和对卫勤需求的预测，也便于软科学论证。美军还开发了数种类似模型，如常规武器进攻和防御时师的卫生减员与不能归队的减员估计模型，核条件下减员与后果的估计模型；在非核战争中处理减员的模型，卫勤部门卫勤技术保障的数据库模型，各种战争条件下卫勤能力评估及决策树模型，战场急救医学专家系统（CEMES）等。

三、我军卫勤指挥自动化系统装备

我军卫勤指挥自动化系统装备研究起步较晚，但发展较快。本节仅对主要装备作简要介绍。

（一）部队医院信息管理系统

该系统除实现院内微机联网和信息共享外，每天可将信息汇总上报至总部，以利总部对全军各医院的指挥与控制。

（二）军队远程医疗系统

该系统开发了全军统一的普及应用型软件，建立了全军远程医疗会诊中心。远程医疗会诊站点已推广到军队医院和部分部队医疗单位、干休所中心卫生所等。目前，正在研制开发野战机动远程医疗支援系统，并与远程教学、科技信息查询、统计信息传输和电视会议等多种应用系统结合起来，以便提高战时卫勤保障能力。

（三）卫勤辅助决策支持系统装备

我军在卫勤辅助决策支持系统装备方面研究较多的是卫勤模拟系统。下面介绍几例供参考。

1. 海上×卫勤保障预案程序　该程序于1987年由海军某专业机构研制。整个程序分为两个子模块，即卫勤参数输入处理模块和参考资料查询模块。两者通过主控模块进行调度，各个子模块还有相应的分子模块。该程序的主要功能：一是进行卫勤保障预案的指定，包括减员预计、海上伤员后送方式的确定、码头救护所组成和任务的确定、运输工具的预算、海上卫勤机动力量的配置等；二是可自动显示和打印预案；三是可进行预案的修改。

2. 海上医疗后送计算机模拟系统 该系统于1992年由军内数家单位合作研制。系统中设置了军事情况与减员库、医疗后送资料库、卫勤指挥原则库、救治单元工作库、伤员服务库、医疗后送工具库等十多个数据库。该系统应用系统工程原理和运筹学排队理论，建立了理论模型。系统主要功能是对医疗后送方案进行评价优选，论证医疗后送体制。

3. 卫勤指挥作业系统 如"陆军×（×）卫勤指挥作业系统"，该系统主要涉及卫勤保障任务预计、卫勤力量需要量预计、卫勤力量部署与调整、保障文书的拟制与管理等内容。卫勤保障任务预计是以卫生减员为基本依据进行的。卫勤力量预计主要是对卫勤人力、物力需要量的预计。卫勤部署子系统是由电子地理信息系统、数据库系统和自动化地图标绘工具组成的一个卫勤动态模块。它能根据卫勤保障方案的要求，对参战卫勤力量进行区分，并将结果自动标绘在电子地图上。卫勤保障文书管理子系统是一个在大量信息支持下的文书管理系统，能实现卫勤保障文书的拟制、维护和查询。

4. 战场救护管理系统 1999年研制完成。系统由硬件和软件两部分组成。硬件除有计算机外，还有个人信息存储器（简称救护卡）；软件部分有基础数据表和医疗后送文书两个处理系统，在基础数据中有读取救护卡自动识别的固定代码，有保密设置；在网络或单机中预置了与救护卡代码一致的参战人员一般情况，包括个人的疾病史、药物过敏史等。功能主要是插卡自动采集和显示伤病员情况，可采用菜单式填写救护过程，存储、传输、查询各种信息，统计、处理、分析数据，适应了现代战争卫勤保障自动化、网络化需求。

（四）机动卫勤通信指挥装备

卫勤作业方舱于1997年由军事医学科学院卫生装备研究所研制成功并开始装备部队。该舱是野战机动医疗系统的主要功能方舱之一，可由普通及越野军用运输汽车运载。舱载装备主要有通信、作业和远程医疗三个模块，可在野战状态下完成卫勤通信指挥、卫勤作业和远程医疗（图5-5）。

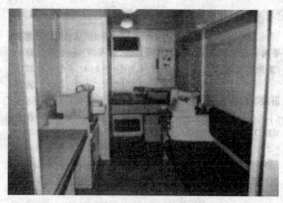

图5-5 卫勤作业方舱内部

1. 卫勤通信　该舱的通信系统分为有线通信和无线通信。

有线通信装备主要有交换设备、传真机、电话机、电话线和接口。在野战机动医疗系统内部组成小型局域网，使网内各舱之间及网内用户与远程终端之间实现语音、传真和数据通信。

无线设备主要有短波电台、有线无线转接器、短波调制解调器、短波电台天线等，用于远距离无线通信。采用了微机控制频率合成技术、实时选频技术和短波自适应技术，使通信质量显著提高，且其信道抗毁性强，并适于车载。近距离通信主要采用超短波电台。

在医疗系统内部则采用对讲机进行无线通信。

此外，该舱还配有美国 Garmin 公司生产的 GPS 定位仪。

2. 卫勤作业　硬件主要有服务器、微机、扫描仪、打印机、网络适配卡、集线器、采集卡等。软件主要有操作系统，各种文字、图像应用程序以及伤员信息管理、药材器械信息管理、文件管理、检验信息管理等应用软件。

网络方面，局域网 LAN，网络标准为以太网，传输协议为 CDMA/CD，拓扑结构为星形，传输速率最高为 10Mbps/100Mbps，设备最多为 1024；广域网 WAN，通过内置的调制解调器与交换机相连，可实现数据信息的远程有线传输，而计算机通过短波调制解调器与短波电台相连，可实现数据信息的远程无线传输。

3. 远程医疗　远程医疗系统通过信息系统与通信系统的结合，可完成远程视讯会议、数据录入、图像输入、数据处理、图像处理、模数转换和数模转换以及信息输出等多项作业。

第五节　远程医学装备

远程医学装备是综合应用医学技术、微电子技术和信息技术等形成的信息化卫生装备，可跨越时空，开展形式多样、交互式、可视化的远距离医学咨询、诊断、治疗及医学教育等，并可为伤病员提供远程、实时、快速、高水平的医疗服务。凡用于实现上述目的的卫生装备（包括专用软件和相关数据库）均称为远程医学装备。

一、我军远程医学装备的研究和应用情况

我军远程医学装备的研究和应用起步较晚，但发展较快。

1988 年解放军总医院通过卫星与德国一家医院进行了神经外科远程医疗病例讨论，这是我军首次进行远程医疗方面的尝试，也是中国国内的首例远程医疗。1995 年，解放军第 514 医院骨科采用桌面视频会议系统，通过普通电话线与美国医疗机构进行远程病例讨论。1995 年底解放军总后勤卫生部提出军队卫生系统信息化建设"三大工程"，并分别被列为国家卫生部"金卫工程军字 1、2、3"号，其中"军字 2 号工程"即为建设全军医药卫生信息网络和远程医疗会诊网。1996 年 7 月，解放军总医院利用

ISDN 通讯方式与香港中文大学医学院举办了全球性远程医学会议，同年 8 月成立了"医院远程医学中心"，开展以电子邮件、可视电话、IS–DN 为主要技术手段的各种形式的远程医学活动。南京军区经过充分的组织、管理和用于远程医疗的软硬件技术准备（南京军区南京总医院、第 85 医院为技术领头单位），于 1996 年 8 月，在华东地区 5 省 1 市军队医院及干休所建设完成 30 余个远程医疗网络站点，建设完成南京军区远程医疗会诊网。开发基地与地方科技单位合作，完成了大量基于卫星通信条件下远程医学项目研究开发，在全军架设了 20 个双向卫星地面站和 200 余个单向卫星数字接收站，研究形成军队初级规模的远程医学信息网卫星专网，积极开展了平、战（野战演习）条件下远程医疗、远程教学、远程数据查询及各种类型学术会议和工作会议，收到了理想的效果。目前我军已实现将卫星通信与医院信息系统无缝连接，可直接从医疗数据库和各类大型数字化医疗设备图库中提取并远程传输数字影像，效果与质量接近国外先进水平。

此外，我军在机动远程诊断装备研究发展方面亦取得了一些成果。如军事医学科学院卫生装备研究所研制的 S95–100 机动医疗系统，成功地应用远程会诊和治疗。该所新研制的远程会诊车集卫勤指挥和远程医疗功能于一体，可为卫勤保障提供快速有效的实时保障。

二、远程医学装备的系统构成

按其用途，开展远程医学的设备可分基本设备、通用外部设备和专用设备。下面我们详细介绍一下基本设备，关于通用外部设备和专用设备在此不再详述。

1. 交互式视频设备——加密/解密器　实现实时交互式数据传输的视频远程医学设备的核心部件是加密/解密器。该设备可对来自摄像机上的模拟图像进行数字化加密，对来自麦克风的音频信号进行压缩，并可将压缩数字信号传递至远方。同时，也可接收来自远方音频、视频信号，对已接收到的信号进行减压缩处理，并在显示屏上显示。在加密/解密器问世以前，能传递这种带宽的数据只有卫星和微波，但这两种通信方式用于卫生保健代价昂贵，因而受到限制。

1982 年，早期的加密/解密器对视频信号进行压缩 300 倍处理后，仍可显示较好的图像信号，但体积笨重，价格高达 25 万美元。微电子技术的发展已使该设备减缩至微机的中央处理器那样大小，价格也不到 2.5 万美元，但信号压缩率可高达 800 倍，且传输的图像清晰度好。目前大多数电视会议设备生产厂商的加密/解密器通过一个 128 000kbps 的通信频道能有效地传输 900 000kbps 的视频–音频信号。

2. 摄像机　每一个远程医学站点都需要一台摄像机，以传递实况图像。摄像机必须符合通信标准，即规定每帧 625 线（每帧包含 2 个视野），每分钟 50 次视野，重复频率为 25Hz。在临床实际应用时，尤其在一方是医师，另一方是患者的情况下，建议最好采用能控制远方摄像机的带有 CODEC 的摄像机，并具有拍全景和聚焦功能，以增强会诊的功能，实施对患者的全面或局部重点检查。

3. 麦克风　除摄像机以外，每一站点还需要一台麦克风，用 1 个标准型双向麦克风与 CO-DEC 相连，以监测声音和其他音频信号。在需要保密的场合，麦克风与扬声器组合成一体，用于两地之间的信息传递，以保证音频信号的传递仅在患者与医生之间进行。

4. **扬声器和监视器**　在临床上，扬声器和彩色电视监视器常被用来传递大量静态图像。在远程医学中，常用 2 台监视器，一台用来实现会诊，另一台用来显示动态图像。同时监视器必须与摄像机的 TSS 一致，其垂直分辨率至少达到 400 线，屏幕尺寸应尽可能大，以获取较大的视野，观察全景。

5. **多路转接器（multiplexer）和频道服务器/数据服务器（CSU/DSU）转换器**　多路转接器可使 2 个以上信号在同一路径传递，也可使操作员选择一段宽带传递信息，以提高传输速度，控制通讯费用。

如果远程医学系统采用 T1 网络系统，则需要装一个（CSU/DSU）转换器。碰到问题时，CSU/DSU 可提供标准信号，用于检测和故障检修。有些厂商把 Multiplexer 和 CSU/DSU 转换器制成二合一的产品。

6. **卫星传输设备**　卫星传输需有上接口和下接口，上接口接收来自发送地的卫星信号，并下转至接收地。租用卫星发射机应答器的数量取决于系统是否需要多级能力，在电视会议系统中，各地用户都能同时相互看到和听到。如果需要与 Ku 段卫星连接，则用一只 Ku 段卫星接收盘传递信号；如果需要与 C 段卫星连接，则用一个 C 段卫星接收盘。

7. **电子画板**　电子画板实际上是一种用户界面单元，主要让用户对摄像机、音频信号及远程医学计算机设备的各种功能进行控制。

三、远程医学实施步骤及各步骤所需的装备

远程医学分 5 个步骤加以实施，即信号收集、信号转换、信号传输、信号复原和信号释译。

1. **信号的收集**　采用高分辨率摄像机、电子听诊器、内镜、麦克风等，来收集视频和音频信号。

2. **信号的转换**　远程医学系统均以数字式信号传递方式把已收集到的信号传输到远处。转换压缩器（CODEC）是远程医学系统中的重要组件，可安装在用于远程医学的计算机内，把输入信号快速地转换成数据文件，实现实时视频-音频信号的转换。

3. **信号的传输**　为了实现数字式信号的传输，CODEC 首先将模拟信号转换成数字信号，然后再对其进行压缩处理，由每秒 9000 万字节压缩为 0~1 秒的数字式字节流（bytestream），然后通过光纤、微波或卫星系统将其传输出去。

4. **信号的复原**　主要通过接收端的另一 CODEC 将数字式信号解压，并把数字字节流恢复成原来的模拟信号。

5. **信号的释译**　通过个人计算机扬声器或电话可以听到远方医务人员的报告，也可以在显示屏上显示 X 线片，或通过实时交谈观察对方的面部表情。这对心理咨询或精神病学专家会诊具有重要价值。

四、几种主要的远程医学装备

1. 野战远程会诊车　野战远程会诊车是具有卫星通讯、信息处理及存储、信息采集及表达等功能的一种新型机动卫生技术车辆。在野战及应急条件下，能为前方危重伤病员的早期治疗和专科治疗提供远程会诊支持平台，同时也可作为信息传输的中转站，为其他野战医疗系统提供远程会诊支援平台。

野战远程会诊车选用 NJ2045QAA 型二类越野汽车底盘进行改装，大板式车厢结构（图 5-6）。车上主要装有卫星天线、ODU、卫星通讯调制解调器、解码器、工控计算机、液晶显示器、摄像机、观片灯、发电机、UPS 电源、稳压净化电源、外接端口面板（具有电源、音频、视频、电话、网络等接口）及多功能工作台等设备设施。

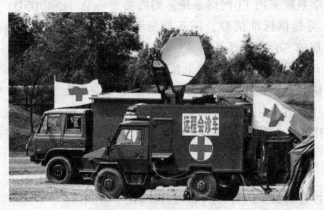

图 5-6　野战远程会诊车

利用该车可实施远程会诊或远程会议，同时利用外接端口面板可为其他医疗系统提供远程会诊支援平台。在实施卫星通讯工作时，能同时进行两路音频、视频信号的实时双向传输，动态图像传输速率不小于每秒 25 帧。工作状态（天线展开）整车外形尺寸（长×宽×高）为 5270mm×2060mm×4491mm。运输状态（天线折叠）整车外形尺寸（长×宽×高）为 5270mm×2060mm×3160mm。车内装有车载空调、独立燃油暖风机等设施，可在 −41℃~46℃ 的环境温度下正常工作。车辆最高车速不小于 95km/h，能通过急造军路和乡村土路。

2. 单兵状态监视器　单兵状态监视器是由环境传感器、非侵入式生理传感器、定位器和 1 台无线电话组成。战时，它作为单兵作战服上的必备器材随时携带在身上。其主要有以下功能：

（1）不停地监测单兵的生命指征。在一般情况下，该装备处于被动状态，但是，当指挥官询问时，它会报告单兵所处的位置及其生命指征；或者当单兵的生命指征偏离设定的正常范围时，该装置会不断发出单兵位置及其生命指征的信号，直至卫生员将它关闭。

（2）可与全球定位卫星连接，配有一种先进的宽频带多通路无线电话，以方便通信联系。

（3）掌握作战人员在战场上的确切位置。

（4）具有检测生化战剂的能力。

（5）辅助伤员分类。

（6）可识别伤员是否已死亡，以避免后送小组派往危险的战斗区域，实施不必要的救治行动。

3. 士兵生理学指标监测器（WPSM） 主要功能是向指挥员提供单兵身体状况，如体力、作业能力、注意力和心理应激反应等。WPSM 是由一系列分布在士兵身上的微型传感器和微处理器组成。这些传感器自备动力源，一次可连续工作几周。传感器可把生物学信号在传输之前进行预处理，使之变成有用的信息。来自传感器上的时间同步信息通过个人区域网传输至携带在士兵腰带上的中央 hub。一旦该装备接收到经处理的汇总信息，就储存起来，或传递至单兵数字式作战系统、指挥通讯网络，今后还可以传输到互联网上。

第六节　海军专用卫生装备

海军专用卫生装备是指根据平战时海上卫生勤务保障任务要求，专供海军各级医疗救治阶梯使用，用于海上医疗救护、救生、伤病员换乘和后送的器材、仪器、设备、配套装备的总称，是军队卫生装备和海军后勤装备的重要组成部分。

一、我海军专用卫生装备的发展回顾

中国人民解放军海军专用卫生装备的建设经历了漫长而有序的发展历程。1951 年海军医学研究所成立。海上、航空和潜水医学保障及装备是该所的研究方向之一，标志着我海军有了一支海军专用卫生装备的专业研究队伍。在海军医学院校、研究所、医院及海军部队的共同努力下，海军专用卫生装备的研究和应用已取得了一大批成果。20 世纪 70 年代完成了 69 型担架、"6A" 型海军担架和 "68-Ⅱ" 海军担架的研制；80 年代相继完成船用手术灯、小型溴钨手术灯、舰用手术床、舰用输液架、潜艇手术器械包、潜艇远航药品箱、器械箱组、海上医疗队医疗箱、充气式伤员换乘艇、换乘吊兜及飞行员救生急救盒的研究；90 年代完成了新型舰艇战位急救盒、高架索伤员换乘吊篮、舰用 X 线机的研制。一批大型专用卫生装备如 "琼沙" 型客货轮改装的 "南康" 号（南医 09）代医院船、由某型猎潜艇改装的医疗救护艇、"米-8" "超黄蜂" 直升机改装的救护直升机和 "水轰五" 改装的水上医疗救护飞机相继投入使用；20 世纪末，大型医疗后送装备在舰船中的应用研究提上议事日程，如可在大型舰船上展开的海上医疗集装箱组（船用医疗模块）、核潜艇专用医疗救护方舱、海军医疗箱组、"卡-27" 直升机改装救护直升机、民船改装为卫生船舶及海上救生装备系列等项目相继投入研制。

军队卫生装备学

二、海军专用卫生装备的分类

海军专用卫生装备的大部分品种是在通用卫生装备的基础上，根据特殊使用要求，通过结构、形式的改变和功能的扩展而产生的。因此，在分类上应保持与通用装备的协调性和一致性，在命名上既要与通用装备对应，反映"通用"与"专用"间的联系，又要有所不同，以明确界定"通用"与"专用"间的区别。为此，海军专用卫生装备的命名通常在通用卫生装备名称前冠以"海军""舰艇""舰用""机载"和"海上"等前辍。如海军医疗箱组、舰艇战位急救箱、舰用手术床、海上医疗队卫生装备等。

迄今为止，海军专用卫生装备尚无统一的分类方法。这与装备的系列化程度不高和一种装备多种用途及功能交叉等因素有关。为促进海军专用卫生装备的有序发展，强化科学管理，有必要对海军专用卫生装备加以明确分类。

海军专用卫生装备分为七类：舰艇专用医疗救护装备，舰艇基本卫生装备，海军机动卫生装备，海上医疗后送装备，舰艇伤病员搬运、换乘装备，海上落水人员救生装备，舰艇三防装备。

(一) 舰艇专用医疗救护装备

该装备是根据舰艇特点研制，专供舰艇使用的医疗救护装备。

舰艇专用医疗救护装备主要有舰艇战位急救箱、舰艇常用药盒、舰用手术床、舰用手术灯、舰用溴钨手术灯、舰用输液架、潜艇远航药品箱、潜艇远航器械箱等。这类装备的主要特点是：可在舰艇有限空间中移动和临时固定；具有抗振动、抗冲击和抗摇摆等能力，符合船用条件；既可用于平时舰员伤病防治，又适用于战时单舰医疗救护，是舰艇基本卫生装备的重要配套装备。

(二) 舰艇基本卫生装备

该装备是根据各级舰艇平战时卫勤保障任务，按标准配发的医疗设备、仪器和器材。通常在新舰服役时一次性配发。

舰艇基本卫生装备是各级舰艇平时诊、检、防、治和战时医疗救护的基本装备，是按舰艇使用要求在标准产品中择优选用，品种有手术装备、急救装备、特诊装备、消毒供应装备、检验装备、五官科装备、理疗装备、防疫防护装备和其他装备等。按二级舰、三级舰甲类、三级舰乙类、四级舰、潜艇、核潜艇等舰艇等级配备相应品量。

(三) 海军机动卫生装备

该装备是随行海上卫勤增援，可在舰船上展开的移动式大型专用卫生装备。

海军机动卫生装备系根据各级海上机动卫勤力量的卫勤保障任务，在制式的载体中配置相应的卫生装备，形成卫生装备单元。其装备对象、装备形式和功能都有很强的针对性。

海军机动卫生装备有海军医疗箱组、海军医疗集装箱组和海军医疗方舱等。

1. 海军医疗箱组　是按特定功能设计，装有规定的药品、器材的制式箱组。主要装备海上医疗队、舰艇部队医院、舰艇部队卫生队、防疫队及药材库等卫勤机构。

海军医疗箱组是一种建制性运行医疗箱，用于分类、集装医疗设备、器械、器材和药品，形成各种功能箱。通常用实木板、纤维板、薄钢板、玻璃钢或热塑性塑料加工而成。外形尺寸基本一致，适合人力搬动、堆码或拼装组合成医用橱、柜。箱型有上开盖、双开门和斜开门等多种形式。

海军医疗箱组分为海上医疗队医疗箱组、码头救护所医疗箱组及潜艇远航医疗箱组等。

2. 海军医疗集装箱组　是以改装的国际标准集装箱为载体，配备与救治任务相适应的卫生装备，可在有配套设施的大型舰船上固定和展开的海上机动医疗单元。

医疗集装箱组应急机动性强、展开迅速，具有一定的防护能力和可居住性，内环境相对舒适；医疗设施完备、救治能力强；内置设备受载体保护，安全性和使用寿命明显提高。

3. 海军医疗方舱　是以专门制造的方舱为载体，配备与救治任务相适应的卫生装备。能在大型舰船中展开，随行海上医疗救护使命的海上机动医疗单元。

方舱是一种能为人员和设备提供适宜环境和安全保护的自承重舱室。由于采用现代技术、工艺和材料制造，赋予舱体更优异的隔热、密封和防护性能。现代方舱配备了升降、调平、吊装、系固及自行走系统，适合各种运输工具运输及直升机吊运，具有更强的机动性和应急快速反应能力。

海军医疗方舱是特种军用方舱。与通用方舱的主要区别是适合在大型舰船上固定和展开，具有更高的防护要求及舱体、舱内设备均需符合船用条件。

（四）海上医疗后送装备

该装备是按分级救治原则，承担海上医疗救护和伤病员后送任务的医疗设备和后送装备的总称。

海上医疗后送装备是海军专用卫生装备的大类，是实施海上救治和后送的"主战"装备。包括卫生船舶和卫生飞机两大类。

1. 卫生船舶　用于水上救护、治疗和运送伤病员以及各种医务保障的船舶。海军卫生船舶按排水量、卫勤力量的配置和救治任务不同，分为医院船、卫生运输船、救护艇和特种医学保障船等。

（1）医院船　专门用于在海上收容、医治并后送伤病员的非武装船舶。主要任务是：战时伴随舰艇编队或在指定海域接收作战海区送来的伤病员；对舰艇编队实施卫勤保障，收治伤病员和供应药品器材，并提供医疗技术支援；负责伤病员医疗后送；在濒海地域和岛屿自然灾害卫生增援中，实施救治与后送伤病员；对海防岛屿部队、舰艇驻泊点实施巡回医疗、收治伤病员及担负海军卫勤训练、医学科学研究等。

医院船由卫生运输船演变而来，可专门设计制造，也可由其他船舶改装而成。

海上伤员通过救护艇、卫生运输船及船上的吊杆、吊篮、舷梯、高架索、救生艇、直升机等装备及装具换乘到医院船，在医院船上实施外科手术、抗休克、抗感染等早期确定性治疗和部分专科治疗，待伤情稳定后，后送至大陆作恢复性治疗。

（2）卫生运输船　是担负水上伤病员医疗后送的卫生船舶。主要承担作战海区和登陆场伤病员的紧急救治任务；接收从救护艇后送来的中等度和轻伤员，或将经过处理的伤病员运离医院船及在短途岛岸或陆上水道运送伤病员等任务。

卫生运输船主要由两栖舰船经简单改装或临时指派油船、水船、拖船、测量船等勤务船充任。征用改装民用船舶为卫生运输船是战时卫生运输船的主要来源。

卫生运输船通过海上换乘接收伤员后，将对后送途中可能发生意外的危重伤病员实施包括气管切开、气胸封闭、静脉切开、大血管结扎止血、抗休克等紧急救治，并对伤病员进行继承性治疗和护理。

（3）医疗救护艇　是具有一定医疗设施，用于海上接送伤病员和遇难人员的轻型卫生船舶。其主要任务是：担负舰艇编队、锚地及分散岛屿部队巡回医疗，伤病员的救护治疗及短途后送，实施卫勤机动与支援等。有"海上救护车"之称。

现代海上战争需要大量医疗救护艇。其来源途径有改装和新造两种。

舰艇和登陆部队发生的伤员由医疗救护艇后送。将重伤员送往医院船救治，轻伤员送往卫生运输船，再后送至陆上处理。医疗救护艇在后送途中应能实施包括气管切开、气胸封闭、大出血血管结扎、烧伤创面保护性处理、抗休克、溺水急救、止痛及早期抗菌给药等救命处置，以维持伤员生命。

（4）可承担医疗后送使命的两栖舰船　两栖作战舰艇是专门用于登陆作战舰艇的统称。主要任务是运送登陆兵、武器装备、战斗车辆、登陆工具和物资，以及提供火力支援和指挥登陆编队作战等。

在登陆作战中，由于登陆方伤员发生量大，突击上岸之初伤员后送受阻，医院船无法前伸。登陆后期，伤员数量骤增，而医院船往往供不应求。因此，合理利用返程两栖舰船，配备部分医疗设备及医务人员，承担医疗后送任务不仅有意义，而且确实可行。

为充分发挥返程两栖舰船医疗后送能力，扩大担架伤员后送数量，可推广使用舰船伤员后送附加装置。这种装置利用登陆舰大舱甲板上的系留穴，垂直固定安装两根立柱，在立柱两侧的可伸展横臂上，固定安放三层共6副担架，即将担架伤员在大舱甲板平面安放变为多层立体安放。此举可充分利用返程舰船空间、发挥舰船运力，大幅度增加伤员后送量。

2. 卫生飞机　运送伤病员并能在飞行途中进行医疗护理的专用飞机，亦称救护飞机。海军专用卫生飞机亦称海上救护机。

卫生飞机由制式军用或民用飞机改装而成。机上配备急救药材、医疗护理设备和受过专门训练的医护人员，可在后送途中对伤病员进行急救处理。卫生飞机运送伤病员的主要优点是机动、快速、舒适，是快速后送的现代化工具。

卫生飞机除具有一般飞机的技术性能外，特别要求有一定的航速、航程和载重量；要求噪声低、振动小、飞行平稳，便于途中医学处理；有足够的机舱容量，能放置一定量的担架；舱门位置、大小以及离地高度要便于担架进出；舱内应具有加装担架和急救设备的位置和固定接点；机内设备与医疗设备具有兼容性等。

受海空特殊环境的制约，海军卫生飞机可选机种相对较少。适用机种主要有海军直升机和固定翼飞机中的水上飞机。

（1）海军救护直升机　用于援救海上遇险人员及医疗救护和后送伤病员的直升机。通常由海军直升机改装而成。

直升机是外军最常用的空运医疗后送装备，这与直升机应急快速反应能力强、机动性好有关，目前最大平飞时速可达330km以上；能在短时间内紧急起飞，直达出事海域实施援救，援救定位准确；可采用陆基应召和舰基机动救护，可低空飞行、悬停或着陆进行伤病员换乘，援救方式灵活；可居高临下，搜索视野广阔，易于发现目标；救护设备先进，救治效率高，并可实施途中救治等优势。

（2）水上救护飞机　海军水上救护飞机由海军水上飞机改装而成。海军水上飞机简称水机，是一种能在水面起飞和降落的海军飞机，主要用于海上侦察、巡逻、反潜、轰炸、布雷及救护。

水上飞机低空飞行性能好、航程远、续航力强、载重量大、舱室空间也较大；可在机上开展各种救治，伤员收容能力强；并可克服水域障碍直接在水面与舰船进行伤员换乘。因此是一种理想的固定翼救护飞机。

（五）舰艇伤病员搬运、换乘装备

该装备适合在舰艇上使用的，将伤病员快速载运、转移、传送的制式工具的总称。

1. 舰艇伤病员搬运工具　与通用伤病员搬运工具相比，舰艇伤病员搬运工具有更紧凑的结构和展开、撤收体积，以适合通过舰艇狭窄的通道、拐角和舱门，也便于在舰艇有限空间中保存；可使伤病员和搬运工具一体化，以防止上下舷梯或垂吊时伤病员滑脱或碰撞损伤。

2. 舰艇伤病员换乘工具　伤病员换乘是伤病员搬运的特殊形式，是在两种载体如舰与船、舰与飞机之间进行的。由于换乘方式不同，采用的换乘工具也不同。舰船间接触式换乘的主要工具是舰船自备的吊杆、吊具、起重设备和供直升机在舰船上降落的直升机平台等；非接触式水平换乘由各种小艇摆渡和高架索传送来完成；非接触式垂直换乘是通过直升机悬停，施放吊索及吊篮等换乘工具，将伤病员吊入（吊出）机舱后再转移。实施伤病员换乘必须充分考虑装备的可靠性和伤病员的安全性、舒适性。

（六）海上落水人员救生装备

该装备是对落水舰员、飞行员、潜艇艇员进行搜寻、捞救和救护装备的总称。

舰艇、飞机在海上执行任务，可因战争或事故造成人员落水，而受到淹溺、海水浸泡、冻僵、海洋有害生物侵袭及缺乏淡水、食品等生命威胁，及时搜寻、捞救并开展有针对性的救治，对于挽救落水人员的生命至关重要。

海上救生包括舰艇救生（包括援潜救生）和海上航空救生。均配备有相应的救生装备。

1. 舰艇救生装备　舰艇上供救助遇难落水人员而配备的专门设备和器材。按作业性质分为水面救生装备和水下救生装备。

（1）水面救生装备　水面救生装备主要供舰艇或救护直升机捞救落水人员用。可分为单人救生和集体救生两大类。

单人救生装备有救生衣、救生圈、救生绳、救生带、吊篮和捞救落水伤员用的漂浮担架等。集体救生装备有救生网、救生筏、救生艇、救生浮台等。

搜索援救装备、器材有音响、海水染色剂、发光信号弹、烟雾信号弹和救生电台等，用于舰艇和个人遇险时发出求救信号。

(2) 水下救生装备 供潜艇艇员水下脱险救生的装备，为艇员从沉没潜艇中上升出水提供生命保障。

艇员单人脱险装备分为单人水下出艇装具和快速上浮脱险服。单人水下出艇装具用于艇员从潜艇鱼雷发射管、救生舱口出艇，以减压脱险法脱险。快速上浮脱险服用于艇员从设有专门的脱险调压舱出艇，以浮力助推，用快速上浮脱险法脱险。

艇员集体脱险装备通常装备在救生船上，按用途分为：艇员维持生命器材，主要有食物筒和供排气管，用于向潜艇舱室输送饮食、急需物品、救生器材和通风换气；潜艇起浮条件设备，主要有高压气供气系统、钢制浮筒和半自动潜艇吊钩等；营救艇员出艇设备，主要有救生钟和深潜救生艇。

2. 航空救生装备 指飞行员在海上跳伞后，保护和维持其生命的装备。包括救生橡皮艇、防寒抗渗服、救生背心、通讯联络工具和防护生存用品等。

救生橡皮艇是橘黄色，舟形充气气囊，配有高压气瓶，入水后自动充气，供飞行员乘坐。防寒抗渗服可供飞行员抵御海水低温，救生背心则可提供浮力支持。通讯联络工具包括：通讯电台、信号枪、反光镜、口哨、电筒、海水染色剂等，为海上搜索提供指标。防护生存用品则包括：应急口粮、食用水、驱鲨剂、海图和指北针等。上述用品分类集装在救生背包中，作为飞行员单兵的携行装备。

（七）舰艇三防装备

该装备是舰艇防核、防化学、防生物武器的设备和器材的统称。分为观测、侦察、防护、洗消四类。

1. 观察设备 用于发现核、化学、生物武器的袭击，发出报警信号。如舰用核爆炸观测仪可用以测定核爆炸时间、地点、当量、高度等参数，为舰艇核毁伤估算和放射性沾染预测提供依据。毒剂报警器则提供空气中生化毒剂报警。

2. 侦察器材 用于查明核、化、生危害范围和程度，为有效防护、治疗提供依据。常用侦察器材有舰用 7 辐射仪、沾染检查仪、个人剂量仪、侦毒器、化验箱、生物战剂采集箱、生物战剂检验箱等。侦察器材对核、化、生侵害的侦察具有很强的针对性和灵敏度，并可作出定量分析。

3. 防护装备 能够隔绝和抵御核、生、化损伤人员和破坏设备的装备。分为单兵防护装备和集体防护装备。单兵防护装备有防毒面具、防毒衣、氧气面具和三防药盒等，用于隔绝生化毒剂、提供药物防治及在缺氧情况下提供氧气。集体防护装备主要是舰艇的滤毒通风装置，可为密闭的舱室提供洁净新风。

4. 洗消装备 对受污染对象实施消毒和消除放射性沾染的装备，有个人用的消毒包和洗消剂，及洗消装备用的舰用洗消器、舰艇水幕系统、火炮消毒盒等。其原理是通过擦拭，驱除生化毒剂和消除放射性污染物质，并通过大量清水冲洗，以解除毒性和去除污染物。

三、几种主要的海军专用卫生装备

1. 舰艇战位急救箱 用于舰艇战位指战员战伤自救互救。可满足 3~5 人使用，用于战伤止血、止痛、包扎、骨折固定、伤员搬运及简易呼吸复苏等紧急医学处理（图 5-7）。急救箱由箱体和急救药材两部分组成。箱体采用 ABS 塑料注塑成形，为前开门箱式结构。

2. 舰用手术床 在舰船舱室临时固定、展开，进行各种手术。舰用手术床为支撑框架式结构，由框架、床面、撑杆、床面调节机构及附件组成。4 根撑杆与框架配合以支撑床面。其中 2 根可伸缩长杆在对角呈"顶天立地"状将手术床固定支撑于舰船舱室中（图 5-8）。

3. 舰用输液架 在海上伤病员输液时，用于临时支撑和固定吊挂大输液。舰用输液架为支撑式立柱结构，由固定套管、升降管、升降管夹、撑紧微调、瓶架、瓶夹及撑脚等部件组成。输液架采用铝合金管材及钢材加工制造。

4. 舰船伤员换乘吊篮 主要用于乘坐坐姿或卧姿伤病员，实施舰船间的伤病员换乘；也可用于卫生及军需物资的传送补给。舰船伤员换乘吊篮呈可折叠、椭圆形提篮式结构，由上、下篮框，篮把，撑脚，篮框关节，编织网及充气浮囊等部件组成（图 5-9）。

5. 漂浮担架 用于捞救落水伤员，为伤员和援救人员提供浮力支援。该担架呈可折叠"铲"式结构，由不锈钢框架、滑橇、脚蹬架、网状担架面、吊环、滚轮、胸腿部固定带及 EVA 漂浮材料等部件组成（图 5-10）。

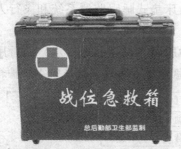

图 5-7 舰艇战位急救箱

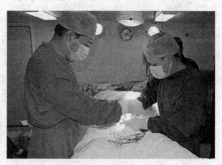

图 5-8 舰用手术床

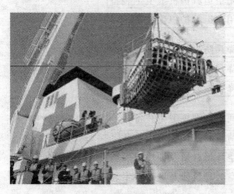

图 5-9 舰船用伤员换乘吊篮

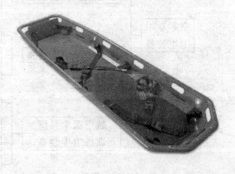

图 5-10 飘浮担架

第七节 空军专用卫生装备

空军专用卫生装备是指专用于空军作战、训练卫勤保障和医学科研活动的医学设备、器材及空中卫生运输工具等配套装备的统称。是军队卫生装备和空军后勤装备的重要组成部分。主要包括：航空卫生保障装备、空运救护卫生装备、空投空降卫生装备和航空医学研究训练卫生装备。空军专用卫生装备是空军平、战时卫勤保障的基础，对保障空军作战、训练、科研具有重要作用。

一、空军专用卫生装备的分类

空军专用卫生装备主要包括：航空卫生装备、空运救护卫生装备、空投空降卫生装备和航空医学科研训练卫生装备（图5-11）。

（一）航空卫生装备

航空卫生装备是专门用于飞行人（学）员体检鉴定、飞行卫生保障和救护的卫生装备、器材的总称。主要包括：飞行人（学）员体检及健康鉴定卫生装备、飞行卫生保障装备、飞行人员救护卫生装备3类。

1. 飞行人（学）员体检及健康鉴定卫生装备 是供飞行人（学）员体检及健康鉴定使用的专用卫生装备。主要包括：暗适应客观检查仪、前庭功能试验设备等。

2. 飞行卫勤保障装备 是供飞行人员日常医疗和飞行卫生保障使用的诊疗和监测卫生装备。主要包括：航空医疗装备、飞行人员床垫式睡眠监测系统和飞行人员飞行状态生理参数记录检测仪等。

3. 飞行人员救护卫生装备 是飞行人员遇险脱离飞机返回地（水）面后用以急救的药品、器材和急救装备的总称。主要有：空勤急救盒、遇险飞行员航空救护箱、遇险

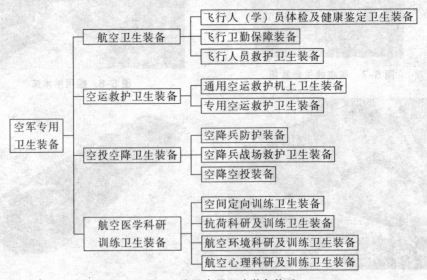

图 5-11 空军专用卫生装备体系

飞行员救护梯、外场飞行救护车等。

(二) 空运救护卫生装备

该装备用于运送伤病员并在飞行中对伤病员进行医疗护理,对遇险飞行人员和其他遇难人员进行空中搜索、救护和后送的空中救护运送工具。主要包括:通用空运救护机上卫生装备和专用空运救护卫生装备2类。

1. 通用空运救护机上卫生装备 临时安放在运输机或直升机机舱内用于空运后送伤病员的医疗箱(车)、囊。主要包括:基本医疗装备(供氧器,呼吸器,输注、抽吸设备)、急救复苏装备、生理监护装备、医疗护理用品、担架及其固定装备,以及直升机提升伤员用的吊椅等。

2. 专用空运救护卫生装备 用于空运救护伤病员的飞机或直升机及机载卫生装备的总称。主要包括:卫生飞机、救护直升机、水上救护机、空中医院等。

(三) 空投空降卫生装备

该装备供空降兵部队跳伞和作战、训练卫勤保障使用的防护、救护器材和空降空投装备的总称。主要包括:空降兵跳伞外伤防护装备、空降兵战场救护卫生装备、战救药材空投空降装备3类。

1. 空降兵防护装备 对跳伞伤和高新技术武器损伤防护的卫生装备。主要包括:充气式护踝、伞兵供氧器、激光护目镜等。

2. 空降兵战场救护卫生装备 供空降作战单兵和卫生人员急救用的卫生器材。主要包括:空降兵卫生包、空降兵军医急救手术包等。

3. 空投空降装备 供空降作战战救药材和卫生装备空投和空降的卫生装备。主要包括:战救药材空投装具、小型医疗方舱等。

(四) 航空医学科研及训练卫生装备

航空医学科研及训练卫生装备是指专门用于航空医学科研和飞行人员专项体能训练的卫生装备和器材的总称。主要包括:空间定向科研及训练卫生装备、抗荷及科研训练卫生装备、航空环境科研及训练卫生装备和航空心理科研及训练卫生装备4类。

1. 空间定向科研训练卫生装备 研究和训练飞行人员空间定向能力的专用装备和器材。主要有:电动转椅、四柱秋千、空间定向障碍模拟器等。

2. 抗荷科研及训练卫生装备 研究加速度对飞行人员的影响和训练飞行人员抗荷能力的专用装备和器材。主要有:载人离心机、呼吸肌训练器、颈肌训练器、肌力协调抗荷训练器、抗荷正压呼吸训练器、功率脚踏车、倾斜床等。

3. 航空环境科研及训练卫生装备 研究缺氧、低气压、冷热变化、暗光等航空环境对飞行人员的影响和训练飞行人员航空环境适应能力的专用装备和器材。主要有:低压舱、迅速减压舱、低氧呼吸训练器、地面加压供氧训练器、夜间视觉生理训练仪等。

4. 航空心理科研及训练卫生装备 研究心理应激因素对飞行人员的影响,训练飞行人员缓解和消除心理应激造成的疲劳和疾病的专用卫生装备。主要有BF05型生物反馈仪等。

二、几种主要的空军专用卫生装备

1. 暗适应客观检查仪　应用视动性眼震作为判断指标的暗适应时间测量仪。由视动性刺激装置、眼震信号放大记录装置、眼震波自动检出装置和时间显示装置等组成。工作原理：人由明处进入暗处后，一旦出现视动性眼震，即表明已经暗适应，经历的时间为暗适应时间。用于飞行学员选拔和飞行人员健康鉴定。

2. 前庭功能试验设备　用于刺激前庭器官、诱发身体反应，以评价其功能状态、诊断疾病、鉴定飞行合格性的医学检查装置。主要有巴兰尼转椅、多功能转椅、秋千转椅、离心机转椅等。通过对被检者前庭器官半规管以直线加速度、角加速度和科里奥利加速度等刺激，观察其反应。主要用于飞行学员选拔、飞行人员医学健康鉴定。

3. 航空医疗装备　航空医疗装备，是航空军医平战时随行飞行卫勤保障任务的专用装备。航空医疗装备由航空军医诊疗箱和多参数生理检测仪、智能生物反馈仪、电脑中频治疗仪等装备组成。航空军医诊疗箱，箱内配有五官科检查仪、电子血压计、电子体温计、视力疲劳按摩仪、常用药品器材等外场飞行卫生保障装备。

4. 外场飞行救护车　外场飞行救护车是寻找救护和运送受伤、遇险飞行人员的专用保障车辆。通常由中、小型面包车底盘改装而成，可以载运1名卧位伤员和2名坐位伤员。车内配有1名军医、1名护士（卫生员）及便携式医疗箱、急救药材、医药护理用品、担架床和飞机座舱开启工具等。可以在车上对伤病员进行急救和医疗护理操作（图5-12）。

5. 充气式护踝　空降兵跳伞时穿着的保护踝部的袜套形气囊。由外层的尼龙绸、内层的双层薄胶布和充气嘴组成。使用时先穿好充气护踝，再穿伞鞋，由充气嘴吹气入气囊，增强踝关节稳定性。跳伞着陆时，足底部气囊可缓冲着陆冲击负荷，防止扭伤，避免胫、腓骨下端骨折的发生。

6. 颈肌训练器　颈肌训练器是增强飞行人员颈部力量的专门训练器材。主要由座凳、头套、滑轮和砝码等组成。通过颈肌训练器训练，可有效地增强颈部抗荷力量，减少颈痛发生率。

7. 肌力协调抗荷训练器　肌力协调抗荷训练器是提高飞行人员肌力协调抗荷能力

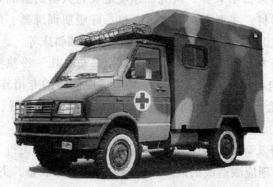

图5-12　外场飞行救护车

的专项训练器材。主要由座椅、驾驶杆、油门杆、复位钮、压力表和引导指示灯等组成。通过对抗荷动作的用力肌群进行肌静力协调训练和抗荷动作规范化训练，能有效地增强飞行人员抗荷动作效果，提高抗荷能力。

8. 抗荷正压呼吸训练器　抗荷正压呼吸训练器是对飞行人员进行抗荷正压呼吸训练的专门训练器材。主要由 YD-1 地面加压供氧器、YM-6505 加压供氧面罩、DB-1 代偿背心、飞行皮帽、KH-4 抗荷服和氧气瓶（氧压不低于 $30kg/cm_。$）等组成。通过抗荷正压呼吸训练器训练使飞行人员体验抗荷正压呼吸对人体的生理影响，掌握正确的抗荷正压呼吸动作技巧，从而提高抗荷正压呼吸的抗荷效果。

9. 功率脚踏车　功率脚踏车是提高飞行人员飞行耐力的专门训练器材。SPORS ART 5005 功率脚踏车主要由坐垫、支架、仪表板、扶手、脚蹬、阻力箱和升降拉头等组成。通过功率脚踏车训练，能有效地提高机体有氧代谢能力，改善心肺功能，增强飞行耐力。

思考

1. 以上各章节对我军军队医疗卫生装备的情况进行了概述，请你对我军医疗卫生装备的现状进行总结。

2. 思考一下这些设备中有没有你可以改进的地方。

3. 请你通过一些途径了解一下基层部队的需求，选择一个方向，设计一种装备，并写出它的应用范围、参数、设计方案等。

第六章　外军医疗卫生装备概论

学习要点

1. 掌握野战卫生装备的概念；熟悉外军野战卫生装备要素构成，20世纪外军野战卫生装备的发展情况。

2. 了解德军主要卫生装备的特点，与我军卫生装备进行比较。

3. 了解美军主要卫生装备的特点，与我军卫生装备进行比较。

信息战是以信息技术为主的高技术群用于战争而形成的新的作战形态。在这种作战形态下，一切活动都是以战场上的一体化信息系统、智能化的精确制导武器与全面的信息对抗为基础的，是信息战区别于其他战争形态的主要特征。必将使21世纪的卫勤保障内容更加丰富，使保障模式及卫生装备发展面临全新的挑战，同时也是促进我军卫生装备全面发展的良好机遇。

在前几章介绍的我军机动医疗装备、急救后送装备、诊断装备、保障装备等的基础上，本章将通过对两个军事发达国家——美国、德国的主要军队医疗卫生的介绍，使读者能够对外军主要医疗卫生装备发展概况有一个基本的了解，能够从对比中发现我军医疗卫生保障的优势和不足，达到知己知彼。

本章分为外军野战医疗卫生装备概论、德军卫生装备概况、美军卫生装备概况三小节。

第一节　外军野战医疗卫生装备概论

一、野战卫生装备的概念

外军对野战医疗卫生装备概念的理解与我军有所不同，总的来说，它是以优化系统能力为目标，以完善装备整体性为导向，丰富内涵，拓展外延。野战卫生装备主要包括卫勤指挥通信装备、快速机动部署装备、连续救护后送装备、核生化侦检防护装备、环境适应生存装备和卫勤训练装备等内容。

苏军认为：野战卫生装备是为阵地、各个医疗后送站进行救治，也为各个卫勤部队和机动职能分队在野战条件下展开装备、仪器、制式设备及卫生技术车辆的行为的总称，将野战帐篷、发电设施、环境控制设施和与野战卫生装备有关的装备列入整个野战卫生装备研究和使用范畴。

日军、美军及其他外军对野战卫生装备概念的理解也与此大同小异。德军将军队野战卫生装备列入军用卫生物资范畴，其对卫生物资的定义为："卫生物资包括平时固定卫生单位（军医院、研究所、卫生中心）、战时卫生单位（后备野战医院、200 床位野战医院）以及机动卫勤部队、部队卫勤单位所使用的设备、器械及全部消耗性卫生物资。"

二、外军野战卫生装备的要素构成

1. 连续救护后送系统　包括战伤急救器材（伤员寻找、急救、复苏）、诊疗设备（诊断、治疗、护理）、伤员后送工具（搬运工具及地面、水上和空中后送）、技术保障设施（通用器材和血、氧、液技术装备）。

2. 快速机动部署系统　包括可部署运输机动医院（方舱、医疗箱与帐篷组合、车辆组合、集装箱化可运行性包装）、装甲救护所（装甲救护车或与帐篷的组合体）、空中医院（医用飞机）、医院船及辅助后送运输船。

3. 卫勤指挥通讯系统　包括卫勤指挥决策管理系统装备（战伤减员预算、减员处理模型、卫勤能力评估模型、医疗后送模拟、各种智能化专家系统）、卫星通讯（定位）系统装备（全球定位系统、远距离医疗通讯系统、遥感式手术系统等）、战场卫材供应管理系统装备（战区医疗物资管理、综合医疗后勤服务、物资贮备分发财务预算）、战场医疗质量评估系统装备（各种评估软件、自动救护/监护模型）、战场医疗机动通讯系统装备（卫勤 C3I）等。

4. 核生化侦察防护系统　包括侦检系统装备（核生化报警器、生物战剂快速检验盒、生物采样器、核生化侦察车及核监测器材等）、洗消系统装备（单兵消毒包、各种自行或非自行洗消装置）、单兵和集体防护系统装备（防毒面具、防护服、自动注射器、车用环境控制装置、集体防护掩蔽部、新武器杀伤防护器材）、核生化信息系统装备（核生化威胁评估专家软硬件）。

5. 环境适应生存系统　包括水净化和饮食卫生质量监测系统装备（净水器、检水侦毒箱、食品卫生检验箱、临床卫生化验箱）、地区传染病及地方病防疫卫生装备（喷雾器、洒粉器、消杀设备、临床诊检器材）、特殊环境保障装备（冻伤复温装置、消暑药械、高原反应防治药箱、氧疗装置、热强度仪、应激反应防治药械等）、战时睡眠、休息保障装备（疲劳消除药械、理疗器械）。

6. 平转战系统　包括战区卫生装备储备与补给系统装备、战区卫生资源综合数据库、战区仓库预置、平时灾害军民救援体系、战时预备役动员、预备役训练基地建设、坑道和工事卫生设施、卫生装备修保养措施等。

7. 卫勤训练系统　包括卫勤演习训练中心系统装备（训练基地、训练器材）、卫勤演飞模拟系统装备、卫勤训练器材等。

8. 装备研究开发系统　包括卫勤保障装备论证中心、装备采购咨询系统、核生化医学防护中心、特殊疫苗及药物生产和贮存基地、专用卫材生产基地、高技术兵器致伤因子防护手段快速反应实验室等。

三、外军野战卫生装备的回顾与展望

（一）20 世纪外军野战卫生装备发展的主要阶段

1. 简易移植阶段（19 世纪末期—20 世纪 20 年代）　这一时期卫生装备的发展主要以第一次世界大战为核心，基本上是根据当时战争需要和技术水平，直接采用或临时改装民品。各国对卫生装备概念内涵、发展内容的认识处于朦胧状态，属卫生装备发展雏形时期，特点是功能简陋、简单移植、未形成专业化。

2. 机动配套阶段（20 世纪 20—50 年代）　这一时期卫生装备的发展主要以第二次世界大战和朝鲜战争为核心，大幅提升伴随保障的机动性，增强配套性。各国加紧了对卫生装备内涵研究，使卫生装备研究步入专业化，属卫生装备发展快速生长期，特点是功能配套化、性能机动化、规格制式化。

3. 集成组合阶段（20 世纪 60—80 年代）　这一时期卫生装备的发展主要以越南战争、中东战争和马岛战争为核心，在前一阶段基础上，应用高新技术完善卫生装备功能，大力发展并不断更新以方舱、车辆、飞机、医院船为主的医疗救治平台。我军卫生装备研究"七五"结束，卫生装备发展开始步入机动装备时代。这个阶段的特点是世界各军事强国注重卫生装备整体保障能力和高技术应用力度，属卫生装备发展成熟时期。

4. 数字信息阶段（20 世纪 90—20 世纪末）　这一时期卫生装备的发展以海湾战争和科索沃战争为核心，开始步入信息化时代，属卫生装备发展新浪潮时期。各国加紧与武器装备的即时伴随保障研究，高技术卫生装备进一步推向前沿。这一阶段的特点是野战卫生装备概念拓宽，以信息技术为主体的各种高新技术的含量增大，即时保障、远程保障能力增强。

（二）20 世纪卫生装备发展的主要特点

1. 新的战争形态催生新的卫勤理论，新卫勤理论引导新的卫生装备研究。20 世纪末期，质量建军已成为全球军事力量发展的统一模式，为了提高卫勤保障能力，根据新的战争样式，各国均对其原有卫勤理论进行了深入研究，引导发展了一批新装备。

2. 以高技术局部战争伤员即时救治和快速后送保障为重点，大力研制前沿卫生装备。20 世纪 80 年代以后，战伤救治面临多元的系统环境，高技术武器的多种杀伤效应造成伤员突发，伤情复杂，救治难度大；作战武器和装备结构发生变化导致对纵深力量的打击增强；减员空间的分布趋于分散、流向无序化，从一线到后方的各个层次内随时可能发生急诊伤员，各国军队都将战伤早期救治装备和治送结合的实时连续救治运送装备的地位提到首位。卫勤力量部署由"前沿部署型"向"前沿存在型"转变，从一线到后方的各个层次内随时可能发生急诊伤员，致使现场救治和紧急救治在分级救治和医疗后送中举足轻重，各国军队都将战伤早期救治装备和治送结合的实时连续救治运送装备的地位提到首位。例如俄军强调单兵急救包及卫生员箱囊的改进，研制具有夜视仪功能和热力测向仪功能的伤员寻找器材和新型伤员后送车；美军将生物可降解绷带、携氧注射液、轻型可折叠夹板、现场制氧、制液及新型全地型 R-1 医疗救护车等作为 21 世纪初重点发展项目，并将加强的装甲救护车列为 "21 世纪卫生部队" 的项目之一。

3. 依据未来陆、海、空天数字化战场卫勤保障需求，提高信息化卫生资源系统调控能力。20 世纪 90 年代，作战样式由 "空地一体" 向以信息技术为主体的 "多维作战" 转变，外军称之为 "数字化战场"，为适应这种变化，以美国为首的西方国家都力求使卫生装备的效能得到整体控制，最大限度地挽救军人生命。主要表现为：一体化士兵系统的研制，远程医疗手段的应用，自动化卫勤指挥能力的提高。

4. 以动为主，动静结合，完善机动保障与定点保障的系统关联性。现代战争条件下，战斗可能会在战术、战役后方乃至战略腹地全面展开，传统的逐级保障已不能满足战伤救治的需要，为此世界各国在卫生装备的发展方面非常重视机动保障的合理应用与编配，这种装备在定点时可完成野战医院乃至更上级卫勤单位的任务，机动时可随行保障，做到优势互补。世界各国战略机动保障能力的发展方向是：医院船和空中医院。

（三）21 世纪外军野战卫生装备的发展展望

1. 以数字化卫生装备为基础，实现卫勤力量部署的网络化和信息化。

2. 以连勤多维保障为立足点，实现卫生装备保障体系的立体化和装备的机动化。

3. 以高技术武器致伤特点为前提，确保卫生装备功能的高效化。

4. 以多样化的卫勤保障为切入点，发展全天候多维型卫生装备。

第二节　德军卫生装备概况

一、德军卫生装备的发展概述

联邦德国建国于 1949 年，迟至 1955 年才建立联邦国防军。20 世纪 50—80 年代，联邦德国（简称西德）都处于北约与华约两大军事集团对峙的前哨，一切都为了准备应对两大军事集团武装冲突，实行国土防卫作战。由于西德东西战略纵深很小，机动余地很小，境内交通及各种设施较完善，气候条件较好，在卫勤保障方面强调战时应尽可能利用现有设施，野外展开卫生单位时对极端环境条件考虑也较少。因此，在野战卫生装备发展战略上与其他欧美国家不同，60—70 年代的第一代到 80 年代的第二代野战卫生装备都一直采用帐篷加医疗器械箱的结构模式。而美军在越南战争中已经使用方舱式野战医院系统。70—80 年代，许多国家纷纷开发卫生车辆及医疗方舱系统时，德国公司也研发了多种卫生车辆及医疗方舱，如奔驰公司曾研发了手术车、化验车、牙科医疗车及 X 线车，Intermer 公司曾研发了野战车载机动医院，Clinobox 公司曾研发了野战医疗方舱等。但是，它们都未被正式列装于德军的野战卫生装备体系内。

德军第一、第二代野战卫生装备的另一个特点是不具备中、长途空运后送能力，其原因是从 20 世纪 50—80 年代德军专注于国土防卫作战。在国土防卫作战中，由于西德东西战略纵深很小，即使包括驻扎于相邻北约盟国的德军后方医院，也无需中、长途空运后送，所以德军在 20 世纪 90 年代前，只具备短途直升机后送能力，无中、长途空运后送准备，更无制式医疗后送装备。

20 世纪 80 年代末至 90 年代初，冷战时代结束，境外执勤成为德军新形势下的中心任务。境外执勤多是在远离本土、经济与交通落后、设施缺乏或遭到严重破坏、自然气候环境恶劣的国家进行，德军原本的第一、第二代野战卫生装备明显不符合境外卫勤保障的需求，迫切需要有适应境外执勤环境的装备。在境外执勤卫生装备发展上，德军经历了 3 个阶段：即使用本国非制式装备阶段、引进美军装备阶段及发展本国新一代装备阶段。德军 1991 年曾为索马里难民提供过人道主义救援，在此次人道主义救援中，德军使用了本国公司研发的医疗方舱，但这些医疗方舱不是国际标准化方舱，又缺乏良好的空调及空气净化设备，因此效果不佳。1992 年德军首次参加联合国柬埔寨维和行动，德军由于缺乏本国的适用卫生装备，只好从美军引进医疗方舱系统建立了驻金边野战医院，为维和部队提供多科专科医疗保障，由于美国与德国使用制式电压不同，方舱需要进行一系列改装，平添了很多麻烦及费用。此后，德军总结了使用本国非制式装备及引进外军装备的经验教训，决定研发本国第三代机动性能强、具有远距离快速部署及后送能力，并能适应极端环境条件的野战卫生装备。

促使德国野战卫生装备更新换代的另一个因素是：德军对境外执勤卫勤保障提出了新的指导思想及保障标准。为贯彻上述决定，达到前所未有的高保障标准，无疑要以新的野战卫生装备作为硬件条件。

20 世纪 90 年代是军事革命、信息革命及生物科学革命迅速发展的年代，德军也提出境外执勤卫勤保障要与现代军事及科技发展水平相适应的要求。现代军事理论及高新技术既是推动德军新一代卫生装备发展的动力，又是其发展的坚实基础。

从 1992 年酝酿，1994 年启动，至 1998 年，德军已基本完成以一个医疗方舱为主体，包括空运后送及医院船的新一代野战卫生装备的研发工作，并陆续装备于危机反应部队，投入各次境外执勤卫勤保障的实际应用中，并收到了良好的效果。

但随着 21 世纪初期德军对其卫勤体制的大规模改组新一代方舱的应用，德军发现方舱式机动医疗系统有很多缺欠，如笨重、展收不便等，因此德军仍对帐篷式医疗单元青睐有加，并针对新的改组情况，在后送卫生装备方面加大了研究和装备力度。

二、德军卫生装备的特点

德军卫生装备总体上比较先进、配套，形成了以车辆、帐篷、方舱、箱组、背囊为主要载体，适应不同卫勤保障功能的野战卫生装备体系。一是强调急救，各级医疗机构都配心、肺复苏两个急救箱，各级救治阶梯都配有监护、除颤、加压输液、抗休克裤等设备，而且所有急救单元均配有脊柱伤员专用搬运袋。二是强调便携，普遍配备小型轻便、适于野战使用的手持式血气分析仪、干式生化仪、小型 B 超等，X 线机仅重 30kg。三是强调通用，平时装备与战时装备一致，各级医疗机构的同类装备一致，更新换代时尽可能选用同一品牌，这样便于卫生人员掌握使用，也便于管理和维修。四是强调配套，仅陆上医疗后送技术车辆就有装甲救护车、吉普救护车、普通救护车、急救车、轻型装甲急救车、急救巴士等 6 大类 10 种型号，可以根据保障任务选用。

为进一步提高卫生装备的机动性能和保障能力，近期重点研发了 5 种装备。一是新型轮式装甲救护车，采用狐式装甲车底盘，可运送 2 名卧姿伤员，并具有动中急救功能，防雷、"三防"、越野、机动能力大幅提升。二是中型装甲救护车，采用 DURO3 装甲底盘，可运送 1 名卧姿、2 名坐姿伤员，室内高度 1.8m，可用空间 15m²，为急救提供了更为舒适的条件。三是空运机动医疗系统，该系统由新型充气式帐篷和医疗箱组构成，适于快速空运部署，可组合为急救站和野战外科医院，展开时间分别为 30 分钟和 2 小时。四是空运后送卫生飞机，除搜救直升机、救护直升机、后送直升机外，为适应中远程医疗后送的需要，分别在挑战者、协同、空中客车等 3 种民航机上进行加改装，配备较强的监护、急救装备，可空运卧姿伤员 8~56 名。五是海上船载医疗模块，由个方舱构成，放置在支援保障舰甲板上，有 2 个手术间、2 张重症监护病床和 34 张一般病床，配置 2 架船载救护直升机，可执行 II 级救治阶梯功能。目前，德军没有医院船。

三、德军的急救装备

为满足国内灾害救援和境外执勤中的伤病员高效救治需求，德军近年来装备了大量高科技急救装备。这些装备均在境外执勤中经受过实战检验，提高了德军伤病员救治效果，为提高伤病员存活率和归队率提供了有力保障。

（一）止血装备

1. PIGLU 伤口黏合剂　EPIGLU 伤口黏合剂是德国麦尔·哈克医药与牙科用品有限责任公司生产的第一代新型黏合剂。它与传统针线缝合伤口相比更加方便，它可快速、无感染、无缝合、无麻醉的黏合割伤伤口、撕裂伤口和手术刀口。现在患者不想注射麻醉剂和用针线缝合伤口，因此越来越多的患者在了解黏合技术后，开始自愿采用此技术。

使用 EPIGLU 伤口黏合剂黏合伤口无痛、无压迫感，伤口可在较短的时间内迅速愈合，且无并发症、结痕少。愈合后，EPIGLU 敷层形成新角质层并自行脱落，免除了拆线麻烦。由于涂敷的 EPIGLU 伤口黏合剂薄膜能够保护伤口免受外界影响，因此患者很快就可以从事保健（洗澡或淋浴）活动。

使用 EPIGLU 伤口黏合剂的费用远远低于采用麻醉后用针线缝合的费用。EPIGLU 伤口黏合剂在德国现已广泛用于诊所、野战医院和伤员急救。其包装主要分为单管型 3g 装、双管型 3g 装、3 管型 3g 装和 4 管型 3g 装 4 种包装。以单管型 3g 装为例，它可多次使用。最少可黏合200cm伤口（图6-1）。

2. HemCon型壳聚糖止血敷料　目前，德军在境外执勤中使用了美国HemCon公司生产的HemCon型壳聚糖止血敷料。该敷料为一种基于冻干壳聚糖的敷料，能够提高血小板功能和将血红细胞融合到伤口处的凝血块中，止血效果良好，不会产生任何热量。可直接敷在伤口之上，其形成的黏膜性能在极端温度和高湿度条件下表现稳定，止血防护效果可达48小时之久，能有效地降低伤口感染风险。该敷料使用简便，不需要特殊准备和专门训练即可使用。经多种动脉出血动物试验表明该敷料止血性能良好，已应用于美军在阿富汗和伊拉克的军事行动，并在野战条件下成功地救治了42~44例受伤士兵，没有出现任何副作用。采用经过消毒的防潮铝箔包装，体积为10cm×10cm×2cm，内带一个衬垫现已获得美国食品与药品管理局使用许可证并具有欧洲CE认证标识（图6-2）。

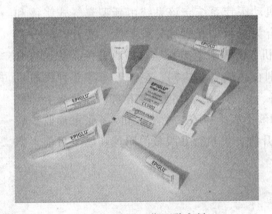

图6-1　PIGLU伤口黏合剂

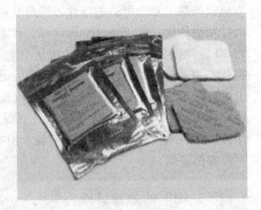

图6-2　HemCon型壳聚糖止血敷料

（二）包扎装备

3MCoban弹性绷带　3MCoban弹性绷带是德国3M医疗器械公司生产的一种新型自动黏附式弹性绷带，采用多孔人造丝材料，适用于扭伤、挫伤和运动伤。纵向结合的聚氨基甲酸酯纤维保证绷带具有良好的弹性（图6-3）。

（三）复苏装备

1. AMBU囊式人工复苏器　该复苏器体积（长×直径）为360mm×125mm，重量为0.043kg，工作温度-20℃~150℃，配在救护车上，是根据原有的AMBU双壁结构改进的（图6-4）。

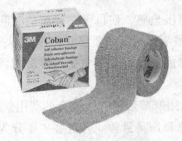

图6-3　3MCoban弹性绷带

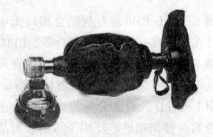

图6-4　AMBU囊式人工复苏器

2. **HANAULIFE 囊式人工呼吸器** 该复苏器采用硅胶材料制成，不采用任何 PVC 胶乳和氯丁橡胶材料部件，具有卫生、寿命长、佩戴舒适等优点，符合现行 DIN 和 ISO 相关标准并具有 CE0481 标志。面罩和储氧囊可在 134℃ 条件下进行消毒。其独特的表面结构确保了患者的呼吸通畅。该呼吸器不受外界温度的影响，可迅速回零，从而确保了其高呼吸频率。人体工效学和三节式设计模式确保了呼吸量的准确性，一体化设计和标准配件确保了该装置的安全可靠性。

3. **便携式输液设备** 目前，德军的野战医院、救护飞机和救护车装备了由德国柏林化工股份公司研制的 Alluval 型内置泵输液装置。该输液装置主要由启动按钮、输液容器（事先注入100ml等渗氯化钠溶液）和药剂容器连接器组成。该装置重量轻（仅有160g），体积小，可自由移动，适用于在较短时间内（0.5~2 小时）完成的输液操作。

药剂容器连接器通过一根普通导管与输液容器连接在一起，通过注射器有选择性地输注药剂。可以根据不同的输液需求调节输液速度，如 50ml/h、100ml/h 和 200ml/h。该装置所配置的内置式过滤系统，可防止将空气注入患者体内。开始输液时，只需按下启动按钮即可，不需要其他外接电源。内置式增压阀能保证输液装置内的压力始终保持在 $0.63×10^5Pa$（0.63 巴），可连续输液 36 小时以上（图 6-5）。

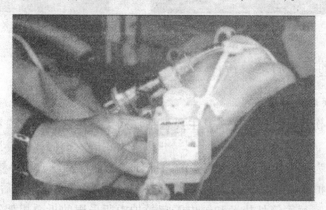

图 6-5 Alluval 型便携式输液设备

四、德军的诊断装备

1. **便携式 B 超** 德军目前所采用的是 SonoSite180plus 型便携式 B 超，该设备体积（长×宽×厚）为33.8cm×19.3cm×6.4cm，重量（含探头及电池）2.4kg，为全数字化成像设备，具有二维、M 一型、局部放大、缩小扇扫角度，有彩色能量多普勒，方向性彩色能量多普勒，脉冲多普勒，连续多普勒和组织谐波成像等多种成像方式，探头为快速非针式超宽、超轻变频探头，用户界面上设有多个控制链。采用内置式 12.7cm 超薄彩色液晶显示器、内置式轨迹球和标准字母数字键，帧频可达每秒 100 帧，设备内部可存储 120 幅图像，可逐帧回放，通过线缆和图像管理软件可直接与个人电脑连接下载高清晰图像，可交直流两用（可充电锂电池充电一次可使用 1.5~4 小时，交流电为100~240V/50~60Hz，移动性强、不受空间限制，立体成像，更完整、精确，有助于确定手术的内在缺陷和技术性缺陷、降低术后并发症、减少做造影等待时间和增加工作效率（图 6-6）。

2. 移动式 X 线机　该 X 线机为一种便携式、一体化高频 X 线诊断设备，体积（长×宽×高，不含吊架）为 415mm×320mm×245mm，重量（含聚光器）30kg，额定功率 6kW，配有过载保护装置，采用全自动电源适配器，电源为 200~260V/50~60Hz/16A 单相交流电，X 线管采用固定阳极，光照准器为 100（lx）照准器，采用全桥反相系统，反相器频率 85kHz，焦点 1.6mm×1.6mm（图 6-7）。

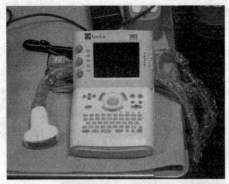

图 6-6　便携式 B 超

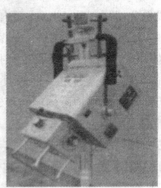

图 6-7　移动式 X 线机

五、德军的医疗后送装备

（一）陆上医疗后送装备

德军的陆上伤病员医疗后送工具主要包括伤病员搬运装备、普通救护车和装甲救护车。

近年来，作为第三代野战卫生装备的一部分，德军新装备了几种救护车和急救车，在机动能力和防护能力上都有明显提高，并进一步完善了德军急救与后送车辆系列。

1. 折叠担架　德军境外执勤和国内医疗救护中所采用的折叠担架符合北约标准和 DIN13024 标准，收拢尺寸分别为 1920mm×150mm×145mm（两折）和 990mm×130mm×175mm（四折），两种型号的展开尺寸均为 2302mm×556mm×137mm。该担架采用铝制框架，承重性高。担架把手可收缩，担架布采用透气性、易洗消材料制成，铰链为实心铰链，同时配有快速伤员固定带和 4 个支脚（图 6-8）。

2. 软式担架　德军所装备的软式担架符合德军最高军用标准的相关要求。该担架为可折叠式软体担架，采用褶皱型聚乙烯与棉合成的帆布材料制成，坚固耐用。尺寸（长×宽）75cm×26cm，重量 3.05kg，担架上配备有 10 个携行把手和 3 个尼龙伤员固定带，折叠后体积较小，可放置在体积为 15cm×5cm×10.5cm 的挎包内携带（图 6-9）。

3. "狼（Wolf）"式 0.9t 越野救护车　"狼（Wolf）"式 0.9t 越野救护车为一种无防护的轮式救护车，采用奔驰 G 级越野底盘，发动机为 270CDI/115kW，最多准乘 5 人，最高时速 120km/h，整车质量 2410kg，有效载荷 1100kg，长 4.56m，宽 1.7m，高 1.95m，油箱容量 96L，续驶里程 500km，转弯半径 14m，可通过 MTHC53 运输直升机

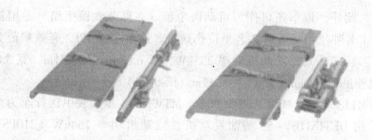

图 6-8　两折（左）和四折（右）担架

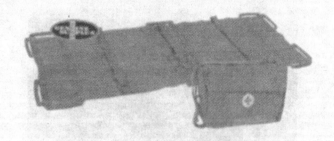

图 6-9　软式担架

和 C-160 协同（Transall）运输机进行空运，可既作为卫勤部队专用救护车辆，也可作为空降部队机动医生组（亦称急救医生组）的专用急救车辆。空降部队机动医生组（亦称急救医生组）装备有 2 辆"狼（Wolf）"式 0.9t 越野救护车。车上装备有先进的卫生装备，并随车乘有医护人员（医生与急救医助）。

该车装备于一般卫生部队以及空降部队的机动医生组。一个空降部队机动医疗组装备 2 辆，1 辆用于携带医务人员，1 辆用于装载该组的卫生装备（图 6-10）。

4. "狐"式装甲救护车　"狐"式伤病员后送装甲车为 6 轮驱动（6×6）装甲车，具有防弹、高越野性与涉水性等特点，主要用作战场伤病员后送，能后送 1 名需要重症监护的伤病员或 2 名轻伤员，最多可后送 4 名卧位伤病员或 2 名卧位伤病员和 3 名

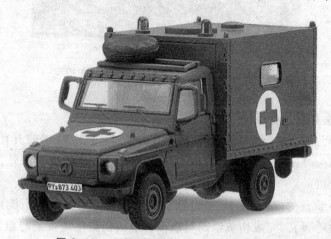

图 6-10　"狼（Wolf）"式 0.9t 越野救护车

坐位伤病员。此外，该车还可作为机动医生组（亦称急救医生组）专用救护车，能够救治与后送1名卧位伤病员或2名坐位伤病员。该车净重17t，有效载荷2t，最高时速96km/h，最多载乘7人，发动机功率235kW，长6.88m，高2.31m，宽3.04m，油箱容量390L，续驶里程800km，转弯半径17m（图6-11）。

5. MTWM113履带式轻型装甲救护车　MTWM113步兵装甲医疗车为全履带式装甲医疗车，采用DETINIT6V-53柴油发动机，发动机功率154kW（210PS），最大时速65km/h，续驶里程480km，额定质量10.8t，长5.33m，宽2.69m，高2.31m。该车内部空间8m³，可安置4名卧位伤员，或6名坐位伤员（图6-12）。

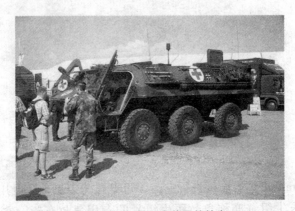

图6-11　"狐"式装甲救护车

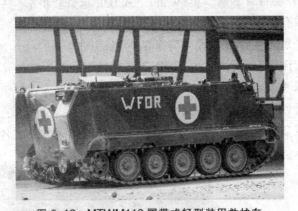

图6-12　MTWM113履带式轻型装甲救护车

（二）空中医疗后送装备

1. 轻型救护直升机　德军的轻型救护直升机大约于30年前开始服役，型号为BellUH，又被称为"Huey"救护直升机，除用于民用公路事故救护外，还被联邦国防军用作搜救直升机。

通过机上所装备的搜救卫生装备，该机能够在紧急情况下为不能自主呼吸伤员提供医用氧（急救呼吸），完成伤员给药与输液，监测伤员生理机能与血氧饱和度，通过急救医助进行电动除颤，伤员人工呼吸，插入插管装置（人工呼吸器），将血、黏液和固态物质从呼吸道中吸掉，遇到呼吸与心脏循环并发症时维持或恢复呼吸和血液循环等重要生命体征，采取加压措施降低下肢、腹部和背部血流量（抗休克治疗），安定脊柱和背部损伤伤员并做好后送准备。

该机采用单发动机，发动机功率为1044kW（1400PS），可运送3名伤病员以及所需医护人员，最大爬升能力4145m，重量4.3t，有效载荷0.9t，高3.6m，机身长12.77m，主旋翼直径14.63m，可执行人员、物资和伤病员后送、搜救任务，事故重伤员救护以及登山遇险人员救护。可运送2名卧位伤员。图6-13是轻型BellUH救护直升机的图片。

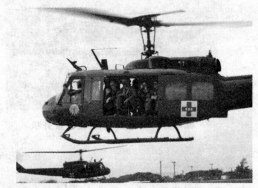

图6-13　轻型救护直升机

2. 中型救护直升机　德军的中型救护直升机是在制式直升机上加装附加装置，使其具备医疗后送和重症监护功能，型号有SeakingMK41、CH53和NH90。其中CH-53GRH救护直升机由美国斯塔特福德Sikorsky Aircraft公司生产，20世纪80年代第一代机型在德国联邦国防军服役，经不断改进已成为德军的主要救护直升机，主要用于作战地区伤员的搜索与救治。该机为单螺旋桨直升机，长20.47m，舱内体积9113m×2.3m×2m，空重10 079kg，最大起飞重量19 050kg，最高时速315km/h，最高飞行高度6200m，最大爬升速度11m/s，最远飞行距离470km。直升机机组人员由2名直升机驾驶员、2名机械师、3~4名急救医生组成。该机可执行一级和二级作战任务。一级作战任务是运送作战地区日常急救所需的人员、物资和医疗设备，以及最多一次长途运送12名伤员至中心医院；二级作战任务是将预处理过的伤员从战场后送至专科医院。该机配备的医疗装备为6个救治单元（每3个医疗箱为一单元），每个救治单元包括1个呼吸箱（含呼吸气囊、呼吸器、几套插管、药品）、1个血液循环箱（含稳定血液循环的各种注射装置）和1个辅助材料箱。另外，机内还有12副北约野战担架、12床毛巾被、6个真空垫、2个心电监护仪、组织纤维分离设备及3个血氧测定仪。

伤病员后送单元（PTE）是德军为提高伤病员空运后送器材的通用化程度，于20世纪90年代开发的一种可通用于固定翼飞机与直升机的伤病员后送装置。该后送单元主要用于有重症监护条件的短、中、长途伤病员空运后送，分为A型与B型。A型单元用于A310、Chal-lenger和Transall飞机，B型单元用于CH53及NH90直升机。伤病员后送单元的基本型装备有：急救支架、吸引器、输注器、自动注射器、带心脏起搏器的除颤器、监护仪、EVITA4型长时间人工呼吸机、OXILOG 2000型担架人工呼吸机及血气分析仪等。此种后送单元的尺寸是：长2083mm，宽680mm，高775mm，重量为300kg。图6-14和6-15是各型中型救护直升机以及医疗后送附加装置的图片。

3. 重型救护直升机　德军的重型救护直升机，是在大型运输直升机MTHCH-53G上加装附加装置，能够中短途医疗后送12名伤病员，同时乘坐医务人员8名（图6-16）。

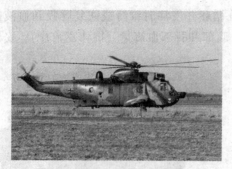

图 6-14 MK41 中型救护直升机

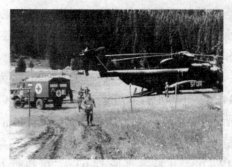

图 6-15 CH53 型中型救护直升机

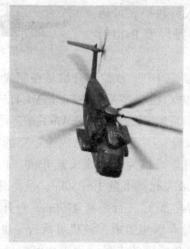

图 6-16 重型救护直升机

（三）海上医疗后送装备

为完成海军舰队参与境外作战的卫勤保障，德军在上述 20 世纪 90 年代"模块化卫生单位"的研究项目中还研究了海军舰上模块化卫生单位的建立问题，其结果是形成一个"海军执勤急救中心"计划，计划在海军卫勤部门在接到命令时，将派出 35 名卫生人员携带海军专用的医疗方舱及一批专用消耗性卫生物资，登上 KI702 执勤编队补给船，加强原有的船上医疗室及住院部，建立"海军执勤急救中心"。

KI702 执勤编队补给船的排水量为 20 240t，是德国海军最大的舰船。计划中的两艘执勤编队补给船中的第一艘已于 2000 年服役。KI702 执勤编队补给船的任务是直接供应与支援海军特混舰队，供应范围包括弹药、油料、淡水及各种军需用品，并负责污水、空弹药容器及废油的处理。由于 KI702 执勤编队补给船的服役，海军特混舰队出海持续时间由 21 舰日延长为 45 舰日。利用 KI702 执勤编队补给船作为"海军执勤急救中心"的承载平台，可以实现以最小的投入，取得最大的保障效益。

"海军执勤急救中心"的核心是 9.144m（30 英尺）及 6.096m（20 英尺）国际标准方舱，利用这批方舱在甲板上构成一个两层的舱面建筑，两层之间的通道是利用补给船艇面建筑作为楼梯间。应用国际标准方舱的好处在于，可以很方便利用全球运输网进行运输，甚至当执勤编队供应船不在国内港口，也可以将建立海军执勤急救中心所需的卫生物资方舱化后运到任何一个港口。由于方舱装船可以用供应船自己的吊车完成，所以方舱上船无需港口提供设施（图 6-17）。

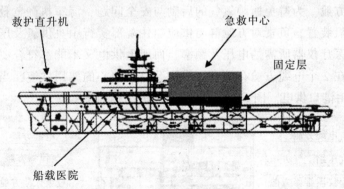

图 6-17　海军执勤急救中心

　　海军执勤急救中心的中心任务是外科救治。因此，下层方舱首先设两个手术室，以确保在大量伤员发生时能迅速进行救治。紧靠手术室是手术准备及重症监护室。伤员可以在此室经加强医学治疗，病情稳定后直接送手术室或者手术后复苏。由于手术会消耗大量一次性及多次性用品，紧靠手术室是一个废弃物处理方舱及无菌物品贮存方舱，这两个方舱可以在短时间内改装成手术方舱。整个手术区是一个与一般医院相同设计的清洁区，因此，紧靠此区设计了一个隔离方舱，用作人员换衣服及隔离人员与物资。此外，为便于伤员治疗，此层设有 X 线方舱及牙医站。为进行行政管理、伤病员管理及物资管理，在入口与管理方舱设有 3 个带相应装备的工作站。图 6-18 是下层方舱的结构简图。

　　上层方舱是不对伤病员开放的，主要是辅助科室与供应部门，紧靠入口的是临床化学检验方舱及微生物学检验方舱，然后是牙科技术方舱。由于船上装备了大量重要的医疗仪器，现场维护与修理工作是不可缺少的，医疗仪器技术方舱提供了相应的维修能力。与入口方舱顶端连接的是 2 个消毒方舱，紧靠消毒方舱的是 2 个药局方舱。

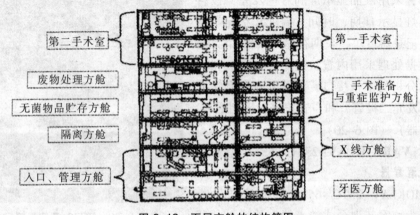

图 6-18　下层方舱的结构简图

药局除贮存药品外，主要是负责卫生物资的管理。在海军执勤急救中心的功能谱上必须考虑到大量传染病例的发生，而且出于环保的原因，船上又不能焚烧垃圾，因此必须有一个装备垃圾微波灭菌装置的方舱，以便对废弃物进行无害化处理。上层的其他方舱都是技术方舱。为避免瓶装氧气的后勤与安全问题，海军执勤急救中心配备了自己的分子筛制氧装置，负责对方舱群与供应船住院部实行中央供氧及压缩空气。为保障使用市售的医疗仪器所需的电压及频率，而船上供电又不能都符合要求，一些方舱需要变压器。在 2 个电缆方舱存放有海军执勤急救中心的船用软缆，当供应船柴油发电机维修时可由港口供电。图 6-19 是上层方舱的结构简图。

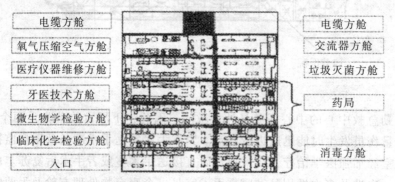

图 6-19　上层方舱的结构简图

六、德军的医疗保障装备

（一）RC70+ 型军用储运血箱

RC70+ 型军用储运血箱是一种新型主动冷却式储运血箱，外部尺寸（长×宽×高）为 80.5cm×51.5cm×48.5cm，内部尺寸（长×宽×高）为 47.5cm×39cm×36cm，容积约70L，空重约 38kg，采用 DanfossBD50F 型 1000W 专用冷却压缩机，电压为 110V/230V 交流电或 12V/24V 直流电，应急电源为 12V/15A 蓄电池且带有集成电池充电器，温度调节范围为 0℃~40℃（调节精度为 0.1℃），温度灵敏度为±1℃，温度计为可自动校准的半导体温度计，采用液晶显示屏和彩色发光二极管控制的小灯显示日期、时间、温度和状况等信息，数据记录器可短、长期存储 20 000 个数据记录，数据处理采用内置快速热敏打印机和用于计算机分析的串行接口，报警方式为光学报警（采用发光二极管）和声音报警（采用 Piezo 信号发生器）（图 6-20）。

（二）VARIOKLAV-25TC/-65TC 型机动野战蒸汽消毒器

VARIOKLAV-25TC/-65TC 型机动野战蒸汽消毒器为德军新型台式消毒器，外形小、可

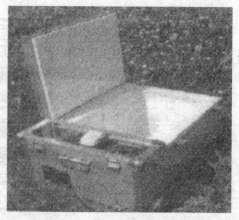

图 6-20　RC70+ 型军用储运血箱

用空间大，既能固定使用，也可安装在集装箱、帐篷、船舶和汽车上使用，非常适合装备机动作战部队，以便快速进行以下医疗器械的消毒：纺织物、外科手术器械、牙科器械、橡胶制品、塑料制品以及消耗性器材等。

两种消毒器的特点与技术参数如下：存放环境为-40℃~70℃，即使在空气潮湿的环境下也可以安全存放；能源损耗小，装有程序中断预防装置，在出现意外情况下系统可自行转为安全模式；采用特种钢材加工制作；配件、检测技术、操作和程序运转均严格遵循欧洲医疗器械标准；25TC 型蒸汽消毒器外形尺寸为 385mm×680mm×525mm，消毒室尺寸 250mm×490mm，重量（含运输箱）135kg，容积为 25L；65TC 型蒸汽消毒器外形尺寸 530mm×850mm×700mm，消毒室尺寸 330mm×630mm×330mm，重量（含运输箱）220kg，容积为 65L；最高消毒温度 138℃；重量轻、可用空间大；能耗低，25TC 型蒸汽消毒器为 0.4~1.4kW·h，65TC 型蒸汽消毒器为 0.8~4.2kW·h，安装简便，便于启动；适合配置到通用消毒集装箱内使用；可自由选择两种供水方式：从安装好的储水箱取水或直接供水；水量消耗低，备用水可满足多次使用；在环境温度过高或过低及湿度大的情况下，设备均可实现正常启动；25Tc/65Tc 型蒸汽消毒器分别可消毒纺织物 2.5kg/8kg，医疗器械 6kg/25kg，250ml 输液瓶 14 只/36 只，1000ml 输液瓶 5 只/8 只（图 6-21）。

（三）移动式野战洗手池

该野战洗手池为一种便携式、全自动和完全独立式洗手系统，符合德军医疗与卫生相关标准要求，水、电消耗量低，坚固耐用，质量轻，拆装快速、简便，可通过水箱或自来水为设备供水，内嵌控制传感器，无需手动即可感应供给温水。整套装备可放置在一个托运木板箱内，总重仅 70kg，箱上配有携行把手，可叠放，适于空运和陆路运输。该装备适用于移动医疗方舱、永久性掩蔽部和野战帐篷等。

（四）WTC 系列野战净水机

该野战净水设备可将遭受化学战剂、生物战剂和核污染的水源在最短的时间内净

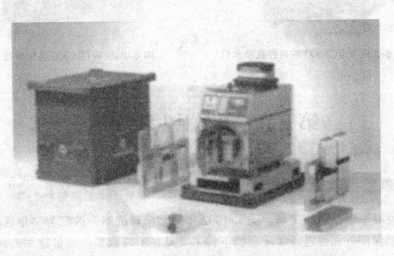

图 6-21　VARIOKLAV-25TC/-65TC 型机动野战蒸汽消毒器

117

化成可饮用纯净水，且水质完全符合联合国卫生组织（WHO）饮用水标准和德国饮用水供给标准（TVO）的要求。WTC系列野战净水机主要有WTC500型、WTC1600型和集装箱式WTC6000型三种类型。均由电脑控制，监控简便，一名操作员可在30分钟内启动设备，然后可自动运转。上述设备可用载重汽车、直升机、运输机或船运至世界任何作战地区。WTC系列野战净水机无论夏季还是冬季均可使用。

　　WTC系列野战净水机采用的是无化学消毒剂的物理净化方式，即将原水导入一个反渗透膜过滤器，除去水中的细菌、病毒、化学战剂以及核污染杂质。过滤器在使用中不会堵塞，使用寿命较长。另外，该装置还可以将海水淡化成可饮用纯净水。WTC500型野战净水机机动灵活，每天最多可为2500人提供一天所需的饮用水。车载式WTC1600型野战净水机的功率调节与水质检测均为全自动式，每天最多可为800人提供一天所需的饮用水。在极地地区和沙漠地区均可使用。集装箱式WTC6000系列野战净水机的日净水能力为12 000~14 000L，在紧急情况下可为30 000人提供所需的饮用水（图6-22~6-24）。

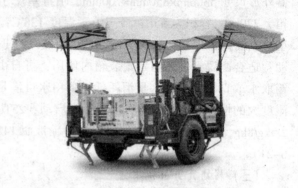

图6-22　WTC500系列野战净水机

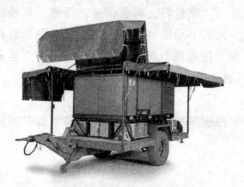

图6-23　WTC1600系列野战净水机

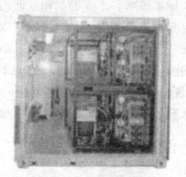

图6-24　WTC6000系列野战净水机

第三节　美军卫生装备概况

一、美军卫生装备的特点与概述

　　随着世界军事格局的变革，美军1992年将"全球战略"改变为"地区防务战略"后，在卫勤保障方面也进行了配套改革，主要是在不断裁军、质量建军的同时，确保军人健康，强调"医疗与士兵共存"。为了提高质量，美军提出了"兵力投送部署"的理论，目的是在苏联解体后，对付第三世界的有核国家及俄罗斯，确保其霸主地位，防止新的核大国或超级大国出现。为此，美军一方面调整军事医学发展战略与规模，在一定范围内转变研究方向和装备重点；另一方面针对21世纪可能付诸使用的高新技术武器环境，研究新的具有新武器防护功能的装备品种，具体表现在以下几方面。

（一）发展方向

美军在调整方向时，主要考虑五个方面的问题：一是优良的防护措施，二是高技术野战医疗系统，三是伤员的即时救治，四是伤员救治与后送的网络化，五是医疗保障措施的信息化。核心就是"战伤救治与后送"，这是美军经过多年的战争经验并经专家论证得出的结论。

（二）重点领域

总的来说，美军21世纪卫生装备主要从以下几个方面进行重点加强。

1. **防护措施** 这是美军目前最关心的问题，因为美军认为，美国要保持世界超级军事强国的地位，就必须有能力参与各种复杂的区域性冲突乃至局部战争，面对各种复杂的战争环境。由于世界上几个主要热点地区环境复杂，核生化武器随时可能投放战场；激光、射频、超声波武器及各种精确制导武器、高爆武器等都可能成为下个世纪战场的主要威胁，美军自己已有能力做到这一点，防止敌方有使用这种武器的可能，同时也防止被己方误伤。同时，美军在以往战争中也吸取了许多教训，不断反省自己，比如其核生化条件下的卫生防护救治装备与英军等西欧国家相比，比较落后，甚至在海湾战争中，还不得已从德国借调了一批狐式"三防"侦察车，以应付伊拉克随时可能投放战场的核生化武器。这是美军在调整发展战略时把防护措施作为第一位的主要原因。

2. **野战医疗系统** 美军预测，未来战争将是高度机动和较小规模的战争，持续时间可能比越南战争或朝鲜战争及第一、第二次世界大战要短，因为现代武器具有空前的破坏力和杀伤力，因此要求军队医疗机构的救治能力不能低于一个战区伤员通过量的需要，要求野战医疗系统快速、机动、高效。美军目前在大型骨干机动卫生装备方面的主要优势是以方舱为核心的"可部署医疗系统"，但海湾战争后，美军就此装备的优势和劣势进行过多次争论。美军专家认为，此系统在"全球战略"思想的前提下是可行的，因为美军可以动用一切力量，乃至动员全美本土的各种力量，且有强大的空中和海上优势配合，这种医院的部署是不成问题的。但目前美军要实施快速"兵力投送部署"，战争进程快，野战医疗系统必须随中小规模建制部队快速转移，而这种医院在收拢和展开时，需要一支重型卡车队，且需要良好的路面，还需要一个建筑营帮助展开，且未来战争中，美军不一定总能有空中优势来确保这种医院能贴近前沿部署，因为单元太庞大和复杂。为此，美军认为，未来的野战医疗系统必须采用小型化的高速机动医院作为野战医院，而具有手术能力的小型的可快速收拢与展开的医院作为前沿外科手术室，由此看出，美军目前并不强调一体的越级后送，而是强调阶梯救治；为此美军将重点方向放在了轻型可迅速展收的掩蔽部系统上。对野战医疗装备方面，要求紧凑、体小、质轻、能进行广泛的数字化信息处理。

3. **伤员的即时救治** 美军在确定 21 世纪卫生部队的任务时，以五项原则为基础，其中一项就是"医疗与士兵共存"，其意义就是确保每个士兵都有相应的医疗救护措施和手段进行保障，但不可能每个单兵都配有保障人员和重型装备，而是单兵配有先进的医疗通信器材，可随时告之士兵自己的状况，使后方医院或野战医院随时了解单兵及其伤情，以期获得及时有效的救治；另一方面将原来连一级配 2 名医助的做法改为每 10 名士兵配一名"战斗救生员"，救生员将配有先进的技术装备进行急救处理。通过上述两方面的措施，可使未来战场单兵的伤亡降到一定限度，能有效控制伤员的死亡数量。这是美军 21 世纪卫生装备发展的另一主要方向，即不完全依赖后方，这在兵力投送后的独立作战时显得尤其重要。为此，美军将研究和发展简易的、高效的即时救命装备来满足这项要求。

4. **伤员救治与后送的网络化** 美军历来很强调伤员后送，但美军又认为，其现有的几种后送装备缺乏连续救治与后送水平，必须改变这种状况。为此美军在跨世纪方向调整时，在强化后送的重要性的同时，又提出复苏与后送的结合是整个战伤救治的一部分，而不仅仅是转运伤员。主要进行两个方面的改革：一是各种后送平台务必具有足够的监护与救护器材，复苏措施应当是强有力的，并且在后送过程中能对伤员进行连续治疗而不间断；二是伤员后送平台部署上应网络化，各种平台之间相互呼应，不出现保障链节的断点。为此，美军提出研制具有高效的与指挥、通讯、控制为一体的集成化后送平台。

5. **医疗保障措施的信息化** 这是美军 21 世纪卫生部队的发展热点。美军认为，21世纪的战争，控制信息权是未来战争决定胜负的首要因素，是卫生装备保障网络化和整个部队网络化的重要标志，传统的医疗信息传递器材将向信息化卫生装备发展。为此，美军特别强调信息化卫生装备的发展，把重点放在建立战时伤病员治疗的医疗通信系统，目的是提高寻找伤病员的能力，提高诊断和治疗水平，提高伤病员生存能力，协调指挥和控制机能。核心就是发展和利用远程医疗手段及为这种手段服务的基础性信息化卫生装备及各种传感器等。其功能始于士兵系统，而终于后方医院，使前沿单兵到后方医院形成以信息技术为纽带的网络化部署走势，真正形成美军所提出的"无缝隙（seamless）"卫勤保障目标。

二、美军的急救装备

（一）止血装备

随着科学技术的迅猛发展，新型功能材料和机电一体化技术在止血器材研究中得到广泛的应用。

1. **可探测细菌的"智能绷带"** 它能探测出伤口中存在的细菌，并通过传感器与电脑把结果告诉伤病员，以便伤病员自己治疗伤口。此种绷带中含有硅芯片，能够区分伤口中存在的细菌种类，辨别杆菌等菌属中的哪一种，并在确定细菌种类后改变绷带颜色。绷带中的传感器将资料传至电脑，通过电脑中的软件识别细菌，再经由网上医疗数据库提供解决方法，从而使伤病员能够自己治疗感染。该绷带可用于任何伤口，包括擦伤、切口、刺伤和其他创伤（图 6-25）。

2. **纳米级止血绷带** 研究人员提取人体血液中的一种纤维蛋白原，成功制造出纳米大小的止血绷带。这种纯自然绷带不仅能快速止血，而且在止血之后还能促进伤口自然愈合。该止血绷带质地像法兰绒衬衫，用比人发丝还细 100 倍的血液纤维蛋白原"纺织"而成。血液纤维蛋白原分布在人体血液中，当肌体受伤流血时，纤维蛋白原会分解变为纤维蛋白，纤

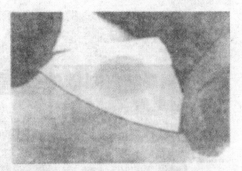

图 6-25 可探测细菌的"智能绷带"

维蛋白就像一张网覆盖在伤口上，加速血块凝结。流血止住以后，伤口就进入愈合过程，止血绷带最终则被人体自然降解。由于人体内血液纤维蛋白原分解后形成的纤维蛋白直径在 82~91nm，研究人员在制造止血绷带时也将其纤维直径控制在 80nm 左右，这样止血绷带在接触伤口时就会被肌体自然接受，愈合过程也更为顺利。研究人员现已经制造出各种尺寸不同的止血绷带，小到剃须刀划破的伤口，大到战场上的枪伤，都有望一贴见效。

3. **野战止血装置** 包括：战场止血带（CATTM）、外伤急救敷料(ETD)、真空压缩纱布、RaptorTM Ⅳ压缩绷带和安全装置。其中，止血带为单手止血方式，可止大出血，配有旋转固定带，拉紧之后可以锁住一端，起到固定作用；ETDTM 敷料由无菌不粘连纱布垫、弹性绷带卷、压力棒和闭合装置构成，可在恶劣环境下使用，特殊情况下可以固板夹板，在任何情况下都可当作弹力绷带使用。真空压缩纱布与压缩绷带联合作用可止住中度出血（图 6-26~6-28）。

（二）固定装备

开发多功能固定装备：由于现代高技术战争条件下武器装备的多样化，使伤情伤类复杂，复合伤多，休克伤员多，多数伤员骨折的同时伴有出血、烧伤、炸伤乃至化生战剂损伤，依靠单纯的固定器材远远不能满足需要，且先包扎后固定的后送救治模式往往错过黄金救治时间，导致伤员二次损伤，这是历次战争中导致战伤减员的主要因素之一。因此，多功能固定器材与装备成为近年来发展的主要趋势。多功能主要体

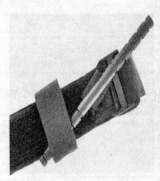
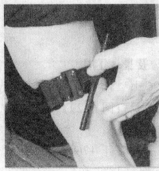

图 6-26 战场止血带

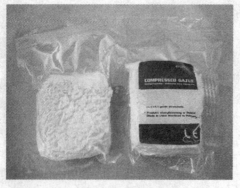

图 6-27　真空压缩纱布

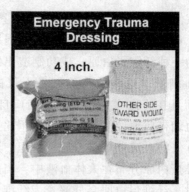

图 6-28　外伤急救敷料（ETD）

现在两个方面：一是将包扎、止血、消炎、固定等功能充分集成，形成多功能器材，如伊拉克战争中美军使用的 Qquickclot 包扎绷带，既可快速止血、消炎，又可通过喷雾膜剂的膨胀起固定作用；二是将固定与后送有机结合。特别适用于脊柱及盆骨骨折伤员，在后送过程中起固定作用。此类固定器材有真空固定担架、固定板、全身固定夹板等。美军目前已将此类装备在部队试用。

1. MILER 全固定夹板/担架　多功能伤员骨折固定担架，既能对脊柱、双下肢及头部　固定，又可以作为担架使用，还可以使伤员移动至侧卧位以利于呼吸复苏。头盔可固定头部伤员。材料采用商业性尼龙布，质轻。尺寸大小为 166.5cm×38.1cm×8.3cm。优点：固定牢靠，多功能，可透过 X 线，利于随行检查，耐汽油及其他化学物质污染，可用肥皂清洗，适于各种环境。宽度小，仅为 38.1cm，便于伤员固定后轻易地放在有效运载空间，还可将伤员侧卧。

2. HALF/BACK 固定板　在空间有限的情况下使用（如汽车、坦克、轮船内）。适于颈椎、脊柱固定，防弹尼龙制作，夹芯为 1.3cm 厚的非吸收性聚酯泡沫，背部支架材料为阳极化铝合金，吊带为宽 5.1cm 的黑色尼龙布。尺寸为 86.4cm×91.4cm（展开），86.4cm×30.5cm（收拢），85.1cm×12.7cm×0.48cm（背部支架）。优点为：固定牢固，环境适应性强，多功能，可透过 X 线，利于随行检查。由夹克式固定器和背部支架构成。

（三）复苏装备

美军装备的几种常用的复苏器材如表 6-1。

三、美军的后送装备

（一）伤员车辆及搬运工具

1. 美军的 M996 小型救护车　由美国 AM 公司于 1986 年 9 月生产并装备美军，可后送 2~4 名担架伤病员（图 6-29）。

主要技术参数如下：

车长：4570mm　车宽：1760mm

轴距：3.3m　离地间隙：0.4m

接近角：69°　离去角：45°

表 6-1 美军装备的常用复苏器

名　称	结构与特点	规　格	其他参数
Ambu 复苏器	简易皮球式呼吸器，结构简单，使用方便		
射流式人工呼吸器	1968 年研制，能自动将呼吸频率调到伤员自然呼吸的频率	重量 0.5kg，体积 50mm ×100mm × 150mm	
囊式面罩复苏器	易于拆装和清洗，耐用，有热稳定性和弹性，适当调整富氧装置可保证 100% 的氧浓度，死腔少，对吸气和呼气的阻碍小		复苏囊容量 1700ml，阀门死腔容量 8ml，工作温度 -34℃~52℃，贮存温度 -40℃~71℃
LSP 手提式复苏器	精确有效，有多个流量调节档次。操作时只需按一下调节阀手动钮就可得 100% 的氧气。箱体为高密度聚酯塑料，抗腐性强，且抗化学污染和各种恶劣气候		流量 40~60L/min，压力 275~413kPa
Thumper 心肺复苏器	完全便携，氧源丰富，通过胸骨形成一种自动且同步的心外压力和正压通氧效果，可用于呼吸复苏，也可用于循环复苏		输入端压氧压力为 2.81~5.48kg/cm，频率调节范围为 40~120/min，胸外压迫时间预定为 1 个心肺复苏周期的 50%。预置通气持续周期为 125 秒。最大长度为 638.2mm，最大宽度为 342.9mm

爬坡度：33°

公路行驶速度：113km/h

2. 美国的担架推车　美国 Stryker 公司研制的 MX-PROR3 担架推车安全、高效、耐用、便于使用、维护成本低。担架为铝管框架结构，不仅质量轻，而且还具有较好的载重能力和韧性。在铝材外表涂有抗氧化涂料。

担架推车净重 36.7416kg（81磅），可承载 272.16kg（600 磅）

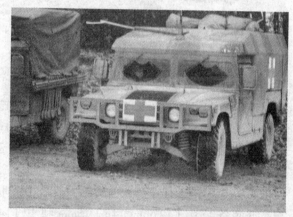

图 6-29　M996 小型救护车

的重物。担架车上设有升降手柄、地面安全挂钩、充气床垫、综合减震系统。两边有可展开放下的护栏，前方有头部固定装置，床垫前方设有可升降的充气靠背。5 个自由滑轮，2 个腿部固定皮带和肩部固定装置，高度调节装置。此外，该担架推车还有进气孔 2~3 个、底座升降杆、底座网状袋、底座托盘、除颤器台、固定氧气瓶、双重轮锁、X 形结构支架。

3. M997A1 和 M1035A1（4×4）中型救护车　该两型车长 4.72m，宽 2.18m，高 1.83m，重 2.544kg，轴距 3.3m，离地间隙 410mm，接近角 47°，离去角 45°，爬坡度 60%，最高时速 113km/h。M997A1 中型救护车可后送 4 名卧位伤病员，M1035 A1 中

型救护车可后送 2 名卧位伤病员（图 6-30）。

4. M997A2 和 M1035A2（4×4）中型救护车　该两型救护车车长 4.84m，宽 2.18m，高 1.87m，轴距 3.3m，离地间隙 430mm，接近角 54°，离去角 38°，爬坡度 60%，最高时速 113km/h。M997A2 中型救护车可后送 4 名卧位伤病员，M1035A2 中型救护车可后送 2 名卧位伤病员(图 6-31，6-32)。

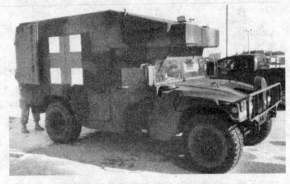

图 6-30　M997A1 型救护车

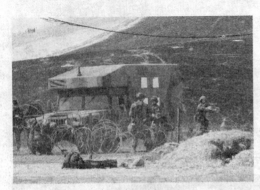

图 6-31　M997A2 中型救护车

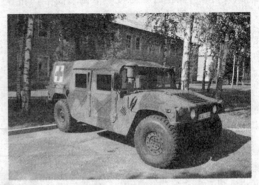

图 6-32　M1035A2（4×4）中型救护车

（二）伤员后送船舶

1. 美军的"Tryon"号、"Pinkney"号和"Rixey"号伤病员运送船　其主要性能为：排水量 11 745t，船长 137m，船宽 18m，航速 7km/h，巡航半径 13 890km。这 3 艘船原是为了满足在运输中奢侈客人住宿增长的需要，于 1941 年设计制造的民用客货轮，每艘船能载 102 名旅客，舱室宽敞，适于巡航旅游；船上有一个游泳池、运动和太阳甲板、玻璃封闭的散步甲板及大娱乐厅，邻近有鸡尾酒大厅、图书室和有私人浴室的特等客房，还有一个大的货舱；改装中，取消了游泳池、旅客公共房间及散步甲板，并装备了 1 门 127mm、4 门 76mm 和 12 门 40mm 的火炮；设 2 个手术室，配备的医疗设备主要用于对伤病员的紧急处置；拆除救生艇，以 12 艘人员登陆艇及救生筏替代，便于从登陆滩头接收伤病员；能容纳 1200 名作战人员，船员编制平均 450 名，其中包括 10 名军医、1~2 名牙医及 50 名医院看护兵。由于在使用中交替的运送作战部队、装备和伤病员，没有任何红十字标志，因此得不到日内瓦公约的保护（图 6-33）。

2. 美用坦克登陆舰改装的伤病员运送舰　美海军在第二次世界大战中，在欧洲和太平洋两个战区，实施了多次大规模的登陆作战，发生的伤病员也较多，仅由医院船完成伤病员医疗运送任务已远远不够。尤其是在登陆作战突击上陆时滩头上发生的伤病员必须迅速通过海上救治与运送，因此，美海军认为利用卸载后的两栖舰艇运送伤病员是最好的办法，其中尤以坦克登陆舰最适用。只需经简单改装，每艘舰可运送

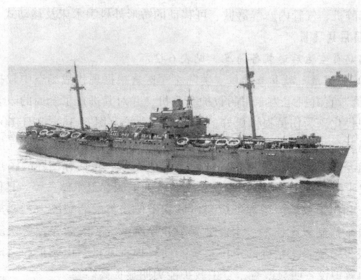

图 6-33 美军的"Tryon"号伤病员运送船

150名担架伤病员和250名坐姿伤病员。

在诺曼底登陆作战中，在登陆当天，美海军特混编队内编有103艘坦克登陆舰，其中54艘为了救治伤病员在结构上作了改装，包括在舰员餐厅的餐桌上方安装了手术灯的托架，以便对伤病员实施必要的处置；对其余49艘也得到了卫生人员和医疗物资的加强。英海军对充任伤病员运送船的坦克登陆舰也作了改装，主要是：在坦克舱固定三层担架作为病床，在舰的后部设立救护所，内安装手术台及手术灯、热水和冷水龙头、水箱和水槽等，一次可运送300~350名担架伤病员，在主甲板上还可安置160名轻伤病员（图6-34）。美海军在太平洋登岛作战中，将作为伤病员运送船的坦克登陆舰上的坦克甲板和部队住舱的隔水门拆开，在部队住舱内各设一个敷料室、换药室、伤病员清洗室及手术室，并设有危重伤病员专用的病房。坦克甲板上可安置200名伤病员。当需要在运送过程中对部分伤病员实施手术时，舰上医疗设备的配置更好些，

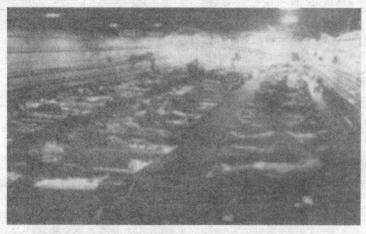

图 6-34 美军利用坦克登陆舰的坦克舱运送伤病员的情况

如配有移动麻醉机、气管内麻醉器械、可移动的矫形外科手术床及移动式 X 线机等。

（三）伤员后送飞机

1. 美军伤病员空运后送装备简况 见表 6-2。

2. UH-60Q "黑鹰"救护直升机 美陆军军医署根据现代战场空中救护的需要，将 UH-60Q "黑鹰"直升机定为专用的救护直升机，并对其进行了全面的改装，以实现救护直升机的现代化，为伤员提供更好的空中医疗救护（图 6-35）。UH-60Q "黑鹰"救护直升机大量装备现代高新技术装备，如计算机控制系统、分子筛氧气生成系统、自动测距和导航系统、激光预警系统、精确定位系统等。并具有良好的医疗系统，如氧气、吸引、战斗担架系统、营救吊车、卫生装备的电源和卫生储备等。具体包括：①改进了救援绞车和担架系统，增加了担架伤员和坐位伤员的装载能力；②加热和降温系统；③采用分子筛制氧新技术；④自动测距和导航系统；⑤激光预警系统；⑥扩大伤员位置测量报告系统；⑦精确的定位系统。使救护直升机空中救护和适应生存能力明显增强，空中救护设备明显改善，空中救护能力明显提高。

3. 美国空军 C-9A "夜莺"卫生飞机 C-9A "夜莺"是由麦道公司制造的中程双引擎后掠翼喷气式飞机，为美国空军专用卫生飞机，主要执行后送伤病员的任务。长

表 6-2 美军伤员后送飞机

机型	运输机：C-130 "大力神"、C-7A "驯鹿"、C-9A "夜莺"、C-141 "星光"直升机、UH-10 "易洛魁"、C-47 "奇诺克"、206LI 远程 II 型直升机、UH-60Q "黑鹰"救护直升机、C-9A "夜莺"卫生飞机
机舱设备	便溺管、化学处理便桶、加热炉、自动扶梯、机舱密封+空调、输液悬吊容器、医用管道出口、电源插座、医务工作控制台、伤员装载梯、辅助动力装置、盥洗室、温箱、冰箱
机上卫生装备	担架及固定装置、常规和急救药品、器械、手术器械、常用各型医疗设备和普通使用的多种医疗项目、心脏监护除颤器、即刻动脉内输液器、通风机、斯特莱克架（用于脊髓或颈部牵引）、柯林式牵引装置
卫生装备配套方式	主要有飞行护士包、医疗箱、毛毯包、人工呼吸器、吸引器、检查治疗包、航空急救包、事故急救包、护送卫生包

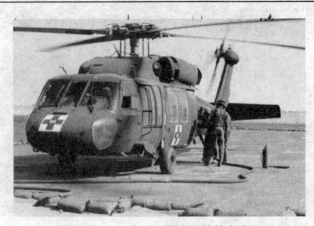

图 6-35 UH-60Q "黑鹰"救护直升机

36.4m，高8.4m，翼展28.4m，推力每个引擎6525kg，最大起飞重量48 988kg，时速525km，航程3218km。机组成员8名，其中飞行员1名、副驾驶员1名、乘务主任1名、飞行护士2名、航空医疗技术员3名。C-9A"夜莺"卫生飞机具有装载40名担架伤员或4名担架伤员和40名坐位伤员以及不同比例担架、坐位伤员的运送能力。C-9A"夜莺"卫生飞机在全球可使用650个军用或民用机场，每天可为660多名现役军人、退伍军人和民间医院伤病员提供后送服务。仅在美国国内，预定飞行37架次，大约每周有5次紧急飞行任务。C-9A"夜莺"是唯一专门执行后送伤病员任务的专用卫生飞机。机舱卫生改装主要内容：①为静脉输液瓶安装了天花板固定装置；②为需要隔离或特殊护理的伤病员设立了一个独立通风的特殊护理区；③在机舱侧壁服务面板上安装了11个真空泵和医用氧吸入接口；④特殊护理区设有一个28V直流电插座；⑤在舱内担架固定装置处安装了22个115V/60Hz交流电插座，供心脏监视器、呼吸机、恒温箱和输液泵使用；⑥配备了一台储存全血和生物制品的医用冰箱；⑦设立了一个带下水道的医疗供应区，设有药品柜和工作台，机舱两端设有厨房和卫生间；⑧机舱后部有供坐姿伤员乘坐的经济舱座位；⑨在乘务主任坐席处安装了通信和控制机舱温度、医用氧、真空抽吸系统的工作站；⑩设立了备用电站，为机舱空调系统不间断工作、停电时快速接通和双喷气引擎自动启动供电。

（四）美军的信息化卫生装备

1. **个人信息携载器（PICS）** 为一种小型、便携、具有大容量数据存储功能的装置，可存单兵的个人信息及医疗信息，利于在战场上对单兵状态进行监视、伤员后送及以后的治疗，可保存和传输多种格式化数据和非格式化数据，包括图像、声音、图片、文本等，可替代原有的纸张记录、录像资料及模拟式音频/视频记录的方式。该装置外形小、存储量大、可随行保障、安全可靠、数据传输速度快、符合IEEE（国际电器工程委员会）的软硬件要求（如ATA、RSA、PCMCIA标准等）。

2. **MEDFAST系统** 由美国Foster-Miller公司研制，为一种战伤伤员救护与处置系统，可使高级创伤救护和处置推向前沿战场。该系统的基系统部分主要包括伤员救护模块和伤员处置模块两个部分，这些模块给战伤救护提供了一种"工具箱"，以提高战伤救护能力。在基系统基础上，若再加上专用模块，就可具有基本战伤伤员运输控制及手术救生的功能。采用这种系统后，可使任何作战平台（如挂车、轮式车辆、飞机、舰艇、战术掩体、建筑物等）成为具有高水平创伤救护设施。其基本模块的外形像一个担架，可放在传统的担架木架上，无需专用安装系统。此系统的软件系统采用了虚拟现实技术（VR），与现阶段的远程医疗手段相配套。第一代产品已试装于M577C2V车中。第二代产品采用了平台独立的模块，这些模块包括：增强型传统医学模块（ECMM），包括X线设备、呼吸机、氧气、输液泵、生命指征监护及显示仪、除颤器、吸引器、电力转换器等；传统创伤外科模块（CTSM），包括手术床、麻醉单元、电动手术刀、消毒器、ECMM接口等；远程医疗/远程帮助模块（TZM），包括高清晰度摄像机、数字化X线系统、视频X线图像显示系统、通讯链接系统、ECMM接口等；远程手术模块（TSMM），包括远程手术操作规程组件、照明电源、通讯与控制链接系统等；

血液制品支撑模块（BPSM），包括血液制品冷冻贮存装置、液体复温系统、血气分析仪、血液电解质与化学成分分析仪、电源等。近期准备将 VR 型 MEDFAST 与其他功能模块组合，由美陆军卫生部对其进行评估。远期计划为将 VR 创伤训练模块与美"高级研究计划局"的人体功效学研究成果相融合，形成一个整体结构。

3. 创伤患者监护与自动化液体复苏系统　由美国"防务科学办公室"研制，为一种自动化系统，可直接监测伤员的生理状态，从而确定伤员液体复苏的方法，与现场及远距离处的医务人员、生理测量与监视系统及其他生物医学装备相互连接。整套系统分为 3 个子系统，即战伤伤员模拟系统，伤员复苏优化系统，通讯、数据获得及仪器控制系统。美军开展此研究的目的就是研究一种与 LSTM 系统有接口的软硬件产品及其生理测量系统。近期已完成的研究包括：心肺复苏系统模型及基于神经网络的控制系统模型。

4. 可移动的医疗指导车辆　为了连续地将医疗专家系统尽可能地投送到最前方，为了使战时卫勤系统各治疗阶梯之间能有效地使用远程医疗，美陆军卫生部门正在研究一种可移动的医疗指导车辆。这种车辆有可能充当远程医疗可移动的中继站。

5. 生理监视器系统　生理监视器系统由士兵单元、卫生员单元和指挥部单元等组成。生理监视器系统中士兵单元可以确定、记录战场上每个士兵的生活状态、生理状况和所处的地理位置等，并根据需要，将这些情况通过无线电发送给卫生员单元和指挥部单元。使指挥员可根据这些信息监视其部队的战斗状态。伤员在受伤后的即刻，该伤员所携带的生理监视器系统中的士兵单元就将该伤员所处的地理位置、生理状况等发送给生理监视器中的指挥部单元。指挥部的专家系统就对这些伤员的伤势严重程度进行分类，确定这些伤员的距离和方位，并将有关处置这些伤员的先后次序的信息发送给生理监视器系统中的各卫生员单元。卫生员根据这些信息，迅速抵达那些经过紧急救治、最能得益的伤员，而不至于首先抢救那些经过紧急救治而又不能得益的伤员。生理监视器系统对战场医疗救治可能有下列几点重要改进：

（1）可以确定友邻部队的所在位置，减少误伤（过去美军战死人员有 20%~25% 是误伤）。

（2）可以快速确定有没有伤员，以及伤员的所在位置，确保能在"黄金时间"就开始对伤员进行治疗，而在这个时间治疗是最能预防伤员死亡或残废的。

（3）根据士兵单元监测的生理数据和专家系统中的治疗方案去指导伤员的评估和处置，将大大改善战场的伤员救治。

（4）在伤员后送过程中与专家系统伴行，可以继续监视和记录伤员的生理数据，鉴别伤员的伤情，遇有情况，发出警报，可避免治疗中断，减少治疗危险。

（5）平时，模拟和介绍表示战斗伤员状况的各种生理数据，可帮助发展和维持战斗伤员处置的各种技术。

6. 医疗数字辅助器　医疗数字辅助器是一种手持计算机装置。医疗数字辅助器具有下列功能：

（1）可使战地卫生员通过战术互联网络或医疗通信系统的连接板实时地了解情况

和保持通信能力。

（2）可为战地卫生员提供全球定位系统的导航帮助、医疗读/写数据库和伤病员记录等。

（3）可使战地卫生员与前来支援的卫生单位联系，为伤病员提供更好的医疗；及时地协调伤病员后送事宜，申请卫生补给，确保精确的医疗记录能伴随伤病员。

（4）医疗数字辅助器的读写能力可与美国国防部给各军种配备的多技术自动阅读卡以及新的数字化鉴定技术相兼容。

7. 数字化野战医疗机构　数字化将在 21 世纪部队的野战医疗救治机构中普遍应用。数字化野战医疗机构将应用数字化技术进行诊断和治疗。数字化野战医疗机构将配备内部无线通信设备、发射机/接收机、数字收集系统、医疗图像系统和数据局域网，并具有全运动视屏传输能力。数字化野战医疗机构将和卫星通信系统及环球网相连，从而将扩大其信息库和知识库。现有的和正在出现的技术将使驻在世界任何地方的机构之间能进行安全通信。任何伤病员的医疗数据都可以迅速而准确地传到位于医疗通信系统内的任何地点的医务人员或指挥和控制单位之处。

8. 远程医疗　近年来，美军对远程医疗一直很重视，在索马里、海地等维和行动和"沙漠风暴"、科索沃战争中进行过远程图像会诊的成功应用，并于 1994 年成立了"远程医疗实验基地"，把远程医疗作为其 21 世纪卫生部队及部队卫勤保障单位的重点来抓。

思 考

1. 总结 20 世纪外军野战卫生装备发展的基本状况。
2. 总结德军、美军医疗卫生装备的各自特点。
3. 通过对德军、美军医疗卫生装备的学习，总结我军卫生装备的优势和不足。
4. 通过前几章的介绍，你认为我军医疗卫生装备的重点发展方向应该是什么？

第七章 中外军队卫生装备发展大事记

> 学 习 要 点
> 1. 了解国内外军队卫生装备的发展历程。
> 2. 了解各国军队卫生装备的特点与发展方向。

一、20 世纪以前

1715 年俄国在波罗的海舰队装备"圣·尼克拉"号医院船。

1718 年俄国装备"斯特拉弗尔德"号医院船。

1722 年俄国装备"列格拉门特"号医院船。

1741—1743 年俄国装备了"新希望"号和"里加"号医院船。

1788—1790 年俄国装备了"吐鲁赫坦"号和"豪尔莫格勒"号医院船。

1856 年英国舰队使用了第一艘完全符合医学要求的"美女岛"（Bellelsle）号医院船。

1858 年英国舰队装备了"毛里求斯"（Mauritius）号和"墨尔本"（Molbeme）号两艘医院船。

1862 年 12 月 26 日美国第一艘医院船"红漂泊者"（Redover）号问世。

1876 年法国有 160 名伤病员乘气球从被围困的巴黎运出。

1886 年俄国军队研制了标准式"野战担架"。

1894 年 8 月 14 日日本海军征用日本邮船公司的"神户丸"号客货船，在日本长崎造船所将其改装成医院船。船上设有传染病室、药房、手术室及 100 张病床。该船配带的医用品除了供本身使用外，还携带了供其他船 300 名患者使用 3 个月的医用品。

1898 年美国装备"救护"（Relief）号和"安抚"（Sollace）号医院船。

二、1900—1909 年

1900 年 6 月日本红十字会利用英国"洛普尼茨"造船厂建造了"博爱丸"号、"弘济丸"号两艘专用医院船，这两艘医院船各为 2600t。

1904 年日本海军征用"神户丸"号及"西京丸"号船改装成医院船。"神户丸"

号船于 1904 年 1 月 26 日在川崎造船厂改装完备。"西京丸"号于 1904 年 2 月 27 日在海军工厂改装完备。

1909 年日本京都的岛津制作所生产出日本的第一架医用 X 线装置。

三、1910—1919 年

1910 年美国专门设计制造出用于运送伤员的飞机。

1910 年法国在巴黎世界航展上展出了第一架卫生飞机模型。

1911—1912 年德国研制出第一台流动手术车。

1912—1917 年荷兰、法国、英国改装了伤员后送飞机。

1914—1917 年美、英、法、德等国军队研制了野战救护车。

1914—1917 年英国先后改装了"麦尔勒"（Mahele）号、"贝勒姆"（Bellum）号、"不列颠"（Briton）号、"阿克维它尼亚"号等医院船。

1914—1917 年法军研制了卫生试验车、细菌检验车、外科医院车等。

1914 年日本征用日本邮船公司的客货船"八幡丸"号，将其改装成医院船。

1915 年美国"皮克国际"（Pickep International）公司生产出 X 线成像设备。

1918 年 1 月美军第一种卫生飞机 JN-4（"珍尼"）在格斯特纳（Gerstner）机场改装成功。

1918 年 4 月第 2 种卫生飞机 DH-4 在埃灵顿（Ellington）机场完成改装。随后又有一些型号的飞机被改装。

1918—1924 年美军陆军航空队至少使用了 5 种型号的卫生飞机，包括 JN-4（"珍妮"）、DH-4、柯蒂斯 R4 和其他两种不知道名字的卫生飞机。美军早期的卫生飞机，几乎都是在轻型双翼运输机、个别是在单翼飞机的基础上改装的，设备非常简单，只能装载 1 名担架伤员。

1918 年美国的第一代"舒适"（Comfort）号和"仁慈"（Merief）号医院船相继服役，这两艘医院船共 550 张床位。

1918 年日本参照法国雷诺公司的外科医院车制造出本国的外科医院车。其编成为：两辆手术车、一辆灭菌车、一辆保障车、一辆 X 线车。

1918 年日本采用美国通用汽车公司卡车底盘改装成 X 线车，利用汽车发动机驱动直流发电机，进行 X 线诊断。

1918 年日本利用购买的美国"共和国"车，由日陆军技术研究本部设计，东京瓦斯电公司和名古屋工厂进行改装，生产了日本的早期野战救护车。

四、1920—1929 年

1920 年 12 月 28 日美国的第二艘"救护'号医院船服役，这是美海军第一艘专门设计和建造的医院船，长 133.5m，排水量 10 112t，可同时救治 500 多名伤病员。

1922 年苏军正式按照不同功能将急救、治疗的药品器材，配合各种方式，绷带交换、手术诊疗、药房、检验及专科编制成医用箱。

1923年法国生产出半履带式卫生车。

1924年日本东京瓦斯电器工业公司及五十铃公司联合生产出野战卫生材料车。其结构与当时的基型救护车大体相同，分甲、乙两种，车内两侧装有药品架，药剂师可在车内工作。车内配带的卫生材料主要有基本外科手术器械、外科卫生材料、传染病疫源菌检验器材、药品等。

1924年日本研制出野战灭菌车，以九四式六轮卡车为基型车外加一辆挂车改装而成。挂车上装有取暖消毒用的加热设备，卡车上装有蒸汽消毒器、灭菌器、蒸馏器、水过滤器、贮水箱等。主要用于战时医疗器械、绷带的灭菌。

1924年日本参照法国X线车研制出四轮X线车，后来改为六轮X线车。六轮X线车自带发电系统，无需额外发电挂车，并且车上设有暗室，装有移动X线机。

1924年日本在美国伤员运输车底盘上改装成野战外科手术车，主要用于一线后方地区，可进行重伤员急救。随车配有病房帐篷、伤员收容帐篷、医疗器械、火炉等。

1924年日本研制出野战防疫车，该车是用九四式六轮卡车改装而成。由一辆指挥车、一辆洗消防疫车和一辆材料车组成。指挥车可在现场改装成毒气沾染的患者收容车；洗消防疫车采用煤油炉加热烧水；材料车上装有漂白粉、帐篷、化学战剂防护用的卫生器材，主要用于对付化学战。

1924年日本研制出专用野战防疫车，该车采用九四式六轮卡车改装，车上装有防疫溶液用的缸和消毒用的软管，主要用于传染区域、器具、房屋的防疫消毒。

1924年日本研制出淋浴系统，由三辆车组成，即一辆指挥车、一辆热水供应车（甲车）、一辆浴场材料车（乙车）。甲车上装有水箱、软管、热水装置；乙车上装有浴场用帐篷等。

1927年日本征用海军的"笠户丸"号改成医院船，1932年1月投入使用。

1928年苏联由卫生机关PKKA制订了标准军用担架结构。

1929年日本陆军军医学校，用千代田六轮卡车改装成野战卫生车。车上装有给水装置及水箱，两车为一组。车底盘上装有两个组合式浴缸，除了给伤员供应热食和冷却水外，还可供应热水及蒸汽。

五、1930—1939年

1931年日本军队用日本产的"千代田""六甲"车改装成救护车。

1933年日本用九四式六轮卡车改装成救护车，此车车身低，地板离地间隔大，可安置12名坐姿伤员。

1934年德国生产出多轮卫生车。

1936年苏联采用了可拆面板的标准担架。

1937—1945年美国和苏联研制出专用制氧车，主要采用空气深冷分离法制取氧气。

1937年8月日本将勤务船"室户"号改装成医院船，同年11月从近海邮船公司征用客货船"朝日丸"号改装成特别医院船。把压载水舱改成手术用的清水舱,船上设军官、士兵、传染病等病房及 X 线室、手术室等,可收容 120 名伤病员。

1938 年德军生产出半履带式 sdkfz-251 装甲救护车,该车是历史上第一台装甲救护车,重 7.8t,钢甲板的厚度为 10~14.5mm,有一个 100hp 的汽油发动机。车的前面有 2个车轮,后面是六轮履带,整车只有司机和车身的座舱是完全封闭的,车的后面无顶篷,可平放 2 副担架。

1938 年 6 月日本用东京湾汽船公司的客船"桔丸"号作为海军医院船投入使用。同年 8 月日军征用大板商船公司的客船"牟娄丸"号兼作医院船。

1939 年苏联研制出野战手术车,在 1941—1945 年苏德战争中装备部队。

六、1940—1949 年

1940—1949 年美军研制出运血箱有:军官食品箱代用运血箱、胶合板保暖箱、HOLLING 层压箱和 BAILEY 纤维板箱。

1940—1949 年美国改装大型滑翔机、客机和运输机作为伤员后送飞机;苏联也研制出制式空运后送装备,苏联的卫生航空兵系统发达,卫生航空兵站网遍布全国;德国在欧洲作战末期也改装应用了卫生飞机。

1940 年日军用"达特"轿车改装成救护车。

1941 年美军装备可放两副担架的半履带式装甲救护车。

1941 年 12 月 1 日日本用"高砂丸"号船改装成医院船,12 月 8 日用"冰川丸"号改装成医院船。

1944 年美国的第二艘"舒适"号和"仁慈"号医院船诞生,至此,1945 年 8 月前美海军共有 14 艘医院船在太平洋舰队服役。

1947—1949 年美军研制了制氧拖车。

七、1950—1959 年

1950—1953 年美军为了侵朝战争的需要,研制改装了新的卫生直升机,主要有CH-34 多用途直升机,安装活塞式发动机,能运送 8 名卧姿伤员或 12~18 名坐姿伤员;H-13"苏族"卫生直升机。

1951—1953 年美国侵朝战争中,美海军使用了"安息"号、"避难所"号及"安慰"号 3 艘医院船。"安息"号医院船上增设了直升机平台,从而开创了用直升机将伤员直接由战场送往医院船救治的先例。随后"安慰"号和"避难所"号医院船也增设了直升机平台。

1951—1952 年英军制造了 FV1600 轮式装甲救护车。

1951 年日本用国产汽车底盘改装救护车。

1953 年苏联制造了标准卫生担架。

1953 年日本用日产公司的 180 型汽车底盘改装成救护车。

1953 年我军制作了一批医疗箱，共 17 类 20 种。1956 年又组织了专门研究小组对医疗箱做了较大修改和补充。1957 年制订了我军药品器械医疗箱标准。1961 年 8 月制订了有关标准，装备性医疗箱共 8 类，合计 80 种，99 件；补给箱共 3 类，合计 26 种，27 件。

1953 年我国开始生产 30m³/h 制氧机。

1954—1955 年美军研制出了一种轻型增强纸板运血保温箱。

1954—1956 年苏军研制出的运血箱有 TK-1、TK-2、TH-3 和 TK-1M。TK-1M 是 TK-1 型的改型，箱内有架子和两个罐。全箱可装 36 瓶（每瓶 250ml）及 22 大瓶（每瓶 450ml）的血液。当外界气温为 ±30℃ 时，血液安全贮存时间不少于 24 小时。装血后的总重量为 55kg。

1954 年日本海军建造两艘高速救生艇，1955 年、1957 年、1958 年、1965 年各建造一艘高速救生艇，用于救护海上失事的飞行人员。

1956—1959 年美军研制装备 M170 型野战救护车。

1956 年美国的 C-130 运输机服役以来已进行了十多项技术改造，一般情况下，它能载运 50 名卧姿伤病员和 20 名坐姿伤病员。机舱的结构经过改装后，最多可载运 74 名卧姿伤病员或 85 名坐姿伤病员。

1956—1958 年美军研制出 M-17 型生物战剂采样箱，重 10kg，体积 33.02cm×25.4cm×15.24cm（13 英寸×10 英寸×6 英寸）。内装有手摇式抽气机、过滤膜、冲击式空气采样器、消毒设备等，可采样 20 个标本。

1956 年苏军建成了从连到集团军各级医疗救治单位的医用箱体系，总计达 85 件。

1956 年英国 Picher-Qreene 公司生产以 "兰德·罗浮" 汽车底盘为基础的救护车。主要车型有 8303 型、8304 型、8404 型和兰治罗浮型救护车。

1957 年 9 月美国开始研制 S-61 双发单旋翼多用途直升机，1959 年 3 月生产出样机，1961 年 9 月交付使用，可用于搜索救援遇难人员。

1959 年日本研制出日产 RB42-9 型救护车。

1959 年我军卫生装备研究所研制出的卫生技术车辆有野战 X 线车、淋浴拖车、野战运血车、淋浴灭虱车。

八、1960—1969 年

1960 年美军生产出 M113 装甲运兵车不久，就将其改装成救护车，以后美军又将其改装成 M557 履带式卫勤指挥车。

1960 年法军实现了医用箱标准化、系列化，总共 90 多件。

1960 年法军研制出车载式卫生连，由 8 种 11 辆扩展式汽车组成，即分类车、伤员复苏-护理车、沾染患者复苏-护理车、洗消车、剂量测定车、消毒车、手术车、收容车。

1960 年法军研制出扩展式车载救护所，车厢扩展后，有效面积扩大 3 倍，可提供 27m³ 的工作空间。车上还装有骨折复位器、包扎用品、担架、应急照明器材、担架支架、药品等。

1960 年法军在全履带装甲运兵车 AMX13 基础上改装成 AMX13 履带式装甲救护车。

1960 年日本研制出丰田 FS 型救护车。

1960 年我军卫生装备研究所研制出野战细菌检验车。

1961 年美陆军开始研究能运输的自给式医疗单元（MUST），1963 年美陆军将此项工作包给加勒特公司研制，1966 年 5—10 月第一所在美国得克萨斯州桑休斯敦堡进行装备和训练，1966 年 11 月装备到越南的西宁。MUST 由三种单元组成：充气单元、扩展式方舱单元和固定式水电供应单元。充气单元运输式尺寸 3.6m×1.05m×2.1m，重 1820kg，每辆 2.5t 汽车可装运 2 个；扩展式方舱单元运输式尺寸为 3.6m×2.1m×2.4m，扩展后尺寸为 3.6m×5.4m×2.4m，装运时每辆 2.5t 汽车可装 1 个；固定式供应单元尺寸为 2.7m×1.8m×2.2m，重 1725kg。

1961 年美陆军专为班或个人消除水中化学、生物、放射性物质，提出一套多用途综合处理方案。方案包括水的超氯消毒、活性炭吸附、混凝、过滤、离子交换（采用混合层离子交换柱）和最后氯化。经消除水中 VX 毒剂的现场试验证明能达到最大允许浓度，1961 年我军卫生装备研究所研制出伤员"抢运带"，用化纤织物制作，重 0.35kg，负重 70kg 使用时将带子组成"0"或"8"字形，可单人背、两人抬，主要用于一般伤情的伤员抢运。

1962 年美军开发出 UH-1D/H 卫生直升机，又名"易洛魁人"直升机，能载运 3 名卧姿伤病员和 4 名坐姿伤病员。另外，机上还安装救生绞车、雪橇式起落架，因而这种卫生直升机能进行特殊条件下的医疗救护和空运工作。

1962 年英军生产出 FV600Saracen 六轮装甲救护车。

1962—1964 年苏军研制出三车一组的制氧车组。

1962 年苏军研制出一种移动式医学检验单元，即野战医学检验室（IIMJII）。

1964—1970 年美国研制改装的卫生直升机有以下 5 种：

①CH-47 型货运直升机：又名钦诺克风直升机，能载运 24 名卧姿伤病员或 31 名坐姿伤病员，或混合载运这两类伤病员。

②UH-IB 型通用直升机：是 UH-1D/H 的同类型直升机，能载运 3 名卧姿伤病员或 6 名坐姿伤病员。装备有雪橇式起落架，因而起飞和降落均比较方便。

③CH-21 型货运直升机：又名"肖尼人"货运直升机，类似 CH-47 型货运直升机的机型，能载运 12 名卧姿伤病员或 20 名坐姿伤病员。

④CH-37 型货运直升机：又名莫哈维直升机，能载运 24 名卧姿伤病员或 23 名坐姿伤病员。

⑤UH-19 型通用直升机：又名奇克索直升机，能载运 6 名卧姿伤病员或 8~10 名坐姿伤病员，该机无雪橇式起落架，但在美陆军中曾得到较广泛的使用。

1964—1970 年美国生产的卫生运输机有以下 8 种：

①C-7A 型驯鹿运输机：在机舱的后部有大小便卫生设施，自备供伤病员装载用的跳板（便梯）。最大载运能力为 20 名卧姿伤病员或 30 名坐姿伤病员。在机舱一般构型情况下，该机能载运 9 名卧姿伤病员和 12 名坐姿伤病员。

军队卫生装备学

②C-9A 型夜莺运输机：是用 DC-9 型客机改装而成的，机舱内有为伤病员进行医疗救护的专门设备，并自备有装载伤病员的便梯，它能载运 40 名卧姿伤病员和 40 名坐姿伤病员。在机舱一般构型的情况下，它能载运 15 名卧姿伤病员和 24 名坐姿伤病员，机上有 2 名随机护士和 3 名卫生兵。

③C-141 型星座式运输机：机舱内是加压的，有冷热空调设备，有加热冷藏肉、咖啡和提供热水和冷水的厨房设备，有冷冻装置和 2 个厕所。卫生汽车可以倒退至飞机尾部的登机便梯上，便于担架抬运到飞机的机舱内。能载运 80 名卧姿伤病员或 120 名坐姿伤病员，在机舱一般构型的情况下，该机通常能载运 41 名卧姿伤病员和 42 名坐姿伤病员。

④C-118 型运输机：能载运 54 名卧姿伤病员或 68 名坐姿伤病员，机舱内有标准的担架安全带和支架，有空调设备，舱内是加压的。在装载伤病员时，通过货舱主门抬入机舱内，并将他们安置在前舱和后舱，该机有专门的起吊装置和便梯。

⑤C-121 型运输机：能载运 24 名卧姿伤病员和 24 名坐姿伤病员，或 48 卧姿伤病员，或 76 名坐姿伤病员。机舱内有标准的安全带和支架，但该机无便梯和机械装载设备。

⑥C-124 型运输机：是一种大型飞机，在其机舱内分上下两层，能载运 78 名卧姿伤病员或 169 名坐姿伤病员，该机备有吊运装载设备、便梯、标准的担架支架和安全带。

⑦C-131A 型运输机：原是美军和平时期的卫生飞机，它又称"空中医院"，能载运 27 名卧姿伤病员或 36 名坐姿伤病员，或混合载运 15 名卧姿伤病员和 20 名坐姿伤病员。备有专门的便梯和机械装载设备，机舱是加压的。

⑧C-135 型运输机：也是一种大型飞机，能够载运 44 名卧姿伤病员和 20 名坐姿伤病员。

1964—1970 年美军改装的固定翼卫生飞机有以下 5 种：

①U21A 型乌特飞机：该机有两台涡轮螺旋桨发动机，能载运 10 名坐姿伤病员或 3 名卧姿伤病员及其随从服务人员。

②U-6 型海狸飞机：原来是美陆军的标准型固定翼飞机，使用于师或更高一级的司令部，以加速作战地带内的军事行动。在 1966 年出台的美陆军野战条令中，规定把这种固定翼机用于空运后送。可载运 2 名卧姿伤病员或 5 名坐姿伤病员。

③U-IA 型水獭飞机：是一种翼展面很大的固定翼飞机，能载运 6 名卧姿伤病员和 10 名坐姿伤病员。

④CV-2A 型野牛飞机：能载运 24 名卧姿伤病员或 42 名坐姿伤病员。

⑤CV-2A 型驯鹿飞机：是一种能垂直起飞和着陆的运输机，能在未经准备或仓促准备的简易机场上着陆和起飞，能载运 20 名卧姿伤病员或 30 名坐姿伤病员。

1964 年我军卫生装备研究所研制出 10mA 野战小型 X 线机，交、直流电两用，荧光屏装有遮光暗袋，可在亮室或野外工作。全套设备分装在三个手提箱内，携带方便。可供战时对伤员胸部及四肢进行透视或摄影，平时可做病房或外出巡诊携带的诊断设备。

1964—1966 年美军研制出 ABC-M19 型三防采样箱，体积 35.56cm×17.78cm×43.18cm（14 英寸×7 英寸×17 英寸），重 17.5kg。能采集水、泥土、气体等标本，供检验分队和技术情报人员使用。

1964—1966 年美军研制出 ABC-MB 个人消毒盒，内装有小型皮肤消毒包。

1964 年英军研制出 FV432 履带式装甲救护车。

1964—1965 年苏军用嘎斯 63 型车改装成 AⅡ型伤员包扎车，主要用于伤员的紧急救护。

1964 年苏联研制出Ⅲ-4 式专用担架、标准担架、滑雪担架、驮式担架、舰艇担架等。

1964—1967 年中国研制出采用空气深冷分离法的制氧车组和电解法制氧车。

1965 年美军研制出野战制式担架、折叠担架、罗宾逊担架、无杆非刚性担架、篮式刚性担架等。

1965 年德国 Cliomo-Hospital 公司研制出野战医疗手术方舱。

1965 年苏联将里哈乔夫汽车厂 1962 年生产的吉尔-130 型汽车改装成卫生消毒车。主要供集团军、方面军后方卫生部门清毒、灭菌、杀虫和伤员洗澡。

1965—1968 年苏军研制出 PM-Ⅱ型冷藏挂车，将贮血冷藏车厢安装在双轴挂车上。冷藏车厢分为贮血部分和机器部分，主要设备有冷却机、空气电热器、八马力汽油发电机、4kW 发电机、蓄电池和铁丝盒架。

1965 年苏联乌里扬诺夫汽车厂生产出乌阿斯-452 型手术车，外形为面包车型，主要用于战场伤员的紧急救护、后送前的临时医疗处置、手术前的监护，以及用于加强执行专门任务和独立行动的医疗站。

1965 年我军卫生装备研究所研制出"担架网"，用尼龙绳编织而成，重量很轻，负荷 80kg，适于山岳、丛林地区抢运伤员。

1965 年我军卫生装备研究所研制生产的卫生盒可预防中暑、疟疾和治疗肠炎、痢疾、轻外伤等常见病。外形尺寸为 127mm×67mm×19mm，重 122g。

1966 年前西德鲁尔若特造船公司建造了一种新型医院船"Clinomobil"，长 27.4m，宽 6m 左右，重 1500t，设 100 张床位，有直升机着落点。船上的发动机室有一个纯水装置，能将污染水变成无菌水。"Clinomobil"医院船配备医生、护士和助手，它能对出现紧急情况的任何地区提供医疗支援，也能在抛锚后作为一所持续几个月的综合医院，满足居民的需求。船上设有诊断、牙科治疗、中小手术、X 线检查、集体接种和妇产科医疗等科室。

1966 年美陆军提出研制伤员固定后送袋要求，1973 年美军医学生物工程研究所接受任务，1979 年研制出样品。该袋为一种丙烷或乙烯气催化加热取暖器，燃料为丙烷或乙烯气与水的混合物，由泵送入后送袋的管状衬垫。

1966—1967 年美军研制出"冠林斯"运血箱。

1966 年美国 Technieon 公司研制出微生物侦检自动分析仪，敏感度为 103~104 个细菌。

1966年6月美军确定研制一种通用的呼吸器，1967年4月设计组装了一台样机，经堪萨斯城 Mercy 医院临床实验，作为开路呼吸器是满意的，但作为闭路麻醉旁通导管，流量则不足，故1968年6月又重新设计了一种多用途呼吸器样机，经华尔特里德陆军研究所麻醉和复苏主任临床鉴定，认为可行。

1966—1967年苏军将嘎斯-66型车改装成 AⅡ-2型伤员包扎车，是 AⅡ包扎车的改进型，由包扎室和帐篷组成，9h 可处置7~10名伤员。

1966年荷兰生产出由 Dafyp408全装甲运兵车改装的 PW-GWT 装甲救护车，以后又被 PRGWT 履带式装甲救护车取代。

1967年美军试验了一种由一个扩展式方舱单元和一个充气式病房单元组成的轻便牙科诊所。扩展式方舱单元中设有2张牙科椅，充气单元作为候诊室和假牙技工室。

1967年苏军将嘎斯-66型车改装成 A-66型伤员后送车，车上装有后送伤员必备的器具及滤毒、通风、采暖装置。车内担架分三层，一次可运送9名卧姿伤员和4名坐姿伤员。

1967—1970年苏军研制出"玫瑰"型伤员无线寻找仪，重1.1kg，由发射装置和探向器组成。

1967年我军卫生装备研究所开始研究分子筛制氧工艺和分子筛选型工作，1970年开始分子筛制氧设备的研究，陆续研制出2FY-1型、2Y-1型及改进型2FY-2型、2Y-2型制氧设备。

1968年美陆军医学研究与发展部和贝克曼公司合作研制了一种小型野战纯水器。由蒸馏过滤器、水放射性剂量测定仪、水质纯度仪、消毒蒸馏锅及塑料电解液再生器组成。重约13.6kg，每小时可制取注射用水约3.8L。适用于海水、苦咸水或池塘水作进料水。此套设备还配有包装好的干或浓缩的葡萄糖、氯化钠，可立即配成注射液。可用汽油喷灯、煤、电炉等加热。

1968年美军确定冻伤快速复温和治疗系统的研究，1979年研制成样机。该装置能使冻伤的四肢进行受控温度的水浴，或对冻伤肢体喷洒受控温度水溶液；自备或补给的热源使雪或冰变温供给所需的水溶液。

1969年法军研制出贮存血液的制冰挂车、贮血半挂车、供血隔热车、隔热箱等。

九、1970—1979年

1970—1973年美海军医学中心血库研制成一种野战用轻便贮血电冰箱。冰箱体积为36.8L，重6.35kg，使用110V交流电或4A12V直流电，耗电48W。适于装在吉普车、救护车、直升机等上面，可用于前线救护站、救护所及野战医院的供血。

1970年美空军空运部门用 DC-9型商业飞机改装成一种卫生飞机，主要用于3700km范围内运送伤病员，一次可运送40名坐姿伤员或30名卧姿伤员。

1970年英军生产出 FV104Saracen 装甲救护车。

1970年我军卫生装备研究所研制出70型敷料包，供火线抢救伤员。外形尺寸

240mm×130mm×195mm，重量 2.5kg，体积 0.006m³。主要材料为人造革。

1970 年我军卫生装备研究所研制出 70 型卫生员包，供火线抢救伤员用。外形尺寸 260mm×122mm×205mm，体积 0.006m³，重量 2.5kg。主要材料为人造革。

1970 年我军卫生装备研究所研制生产出制式担架，可供阵地抢救及短途搬运卧姿伤病员。

1970 年我军卫生装备研究所研制出 70 型离子交换纯水器，利用离子交换树脂制备注射用水，外形尺寸 308mm×142mm×410mm，一般每小时产水 60~70L，周期产水量 250L。

1971 年 7 月美陆军机动装备研究和发展中心研制出一种新的标准型净水装置。由标准型 Evd-lator 净水装置和消除生物和化学战剂的预处理装置组成。该装置可安装在卡车上。

1971 年美陆军和空军改装出 CBR-M34 型三防合用标准：采样箱，是在原来 ABC-M19 型采样箱的基础上改进而成，增添了采集活体和实体组织标本及分泌物等必备的擦拭和消毒设备。

1971—1973 年英国"哈姆泼希"汽车公司研制出了一种由 26 辆拖车组合而成的集装箱式医疗单元，拖车连接后，形成一条由防水帆布组成的穹顶式中央通道。拥有 40 张床位，2 个加强护理病房、1 个手术室；辅助装备拖车配置临床化验室、X 线室、药房、无菌室和中心供应室、水电供应室等，全部配有空调，具有"三防"能力。

1971 年日本研制出丰田 RH18V 型救护车。

1971 年 4 月意大利阿古斯塔公司研制出 A109AMKII 型救护直升机，在轮式起落架上可装雪橇式起落架，便于在雪地上救护时起降。

1971 年我军卫生装备研究所研制出急需携行医疗箱，可用于平、战时抢救伤病员。由人造革囊、人造革箱、玻璃钢箱、铝箱等组成。

1972—1974 年美三军开始研制在飞机上直接制氧的装备。

1972—1976 年美军研制出的担架有铲式担架，对头部平放脊椎损伤伤病员可避免搬运时加重伤情；轻质篮式担架，可吊运、滑行，伤病员可取平卧或直躺体位搬运；带轮担架，适于一人抬运，耐用、耐燃，不着色，不吸湿。

1972 年美军装备美国杜邦（Dupont）公司的型号为 PERMAEET 反渗透器，每天可处理水 11 370L。原水中的 T.D.S 为 400PPM，产品水则降至 0.1PPM，比电阻可增至 2MΩ·cm。

1972 年美国克莱斯勒汽车公司在道奇 W200 型车底盘上改装成 M886 型 1.25t 轻型救护车，在道奇 D200 型车底盘上改装成 M893 型轻型救护车，可运送 4~5 名卧姿伤员或 8 名坐姿伤员和 1 名医护人员。

1972 年英国研制出携带式体内复温装置，它是将数升二氧化碳装入约 500g 碱石灰的容器中，产生 50℃~60℃温热气体，用一般麻醉器和面罩让伤病员吸入。

1972 年英军研制出 AMX10 履带式装甲救护车。

1972 年前西德研制出辐射侦察仪，全重 3.2kg，用于侦察残余辐射，为电离室型，用 1.2V 电池或 1.5V 电池。

1972 年前西德研制出化学毒剂侦检包，重 2kg，内装有约 8 种侦检管（包括 1 种采样管）、抽吸脚筒（风琴式）、采样袋和采样工具。侦检范围是塔崩、沙林、氢氰酸、光气、硫芥、氮芥、砷化氢、路易斯剂和一氧化碳。

1972 年前西德研制出军医包，全重 12kg，尺寸为 360mm×450mm×165mm，可手提，亦可背负。军医包打开后成为相等的两半，由 1 个气密和水密的拉链将两半合成 1 个包，包内装有袖珍手术盒、人工呼吸器、手电筒、气管插管和气管钩、听诊器、导尿管、口对口人工呼吸管、血压计、注射器、10 支阿托品自动注射针、输血器、手术手套、安全别针、缝合材料、梯形夹、眼罩等。

1972 年前西德研制出卫生员卫生器材包，为 275mm×260mm×145mm 的双层聚酯织物包，内装有小件器材包、安瓿和药盒、吊臂带、安全别针、敷料剪、口对口人工呼吸管、胶布、各种包扎材料及一叠伤票。全重 3.5kg。

1972 年前西德研制出海军军医包，可适应舰上特点，尺寸 460mm×360mm×159mm，附加 1 个带防水拉链的防水外罩，包内装有外科器械包、各种包扎材料、手术刀等器材。全包重 15kg。

1972 年前西德研制出供连和小分队使用的卫生箱。箱内装有：止血带、吊臂带、洗手刷、肥皂盒、腰盘、皮指套、毛巾、食匙、胶布、安全别针、眼滴管、敷料剪、护眼罩、压舌板、体温计、梯形夹、热水瓶、快速创伤绷带及各种敷料。全重 20kg。

1972 年前西德研制出专门以烧伤急救为主的装甲车包扎箱，箱重 2.7kg。内装烧伤敷料包、快速创伤绷带、安全别针、敷料剪、25mm 宽胶布、梯形夹、烧伤包扎巾。

1972 年前西德研制出小型抗休克和输液卫生装备箱，全重 11kg。包括防水帆布包、急救插管盒、脚踏吸引器、2 瓶 250mm 血浆或血浆扩容剂、抽吸管及 2 个化学产热袋。

1972 年前西德研制出外科器材箱，用于营包扎站外科手术，尺寸为 420mm×280mm×150mm，全重 20kg。内装小件器械盒、接种刀、静脉插管、玻璃注射器、气管切开器械盒、套管盒、麻醉盒、外科器械包、牙科器械盒、导管袋、联合镜（耳镜和眼底镜）、耳和异填塞钳及穿刺针。

1973 年 8 月美陆军医学生物工程研究所接受了重新设计研制符合军事标准的铝制平圆形托马斯夹板的任务。该夹板做了以下几方面的改进：①增加夹板长度，比现有夹板增 14.605cm（5.75 英寸）；②夹板衬垫采用较柔软的材料，如聚氯基橡胶；③重新设计联锁装置，使夹板长度能折叠调节；④夹板两侧设有 4 条帆布带，用于固定大腿，且可调节。

1973 年日本研制出特殊救护车，相当于急救车。

1973 年我军卫生装备研究所研制出细菌检验车，采用跃进牌 NJ230 型越野车底虚装，能检验霍乱、伤寒、鼠疫、野兔热、疟疾、炭疽肉毒毒素等传染病病原体。每天可完成 40 份标本量，能连续工作 5 天。

1974 年 3 月美军决定研究新型 X 线诊断装置，由美马萨诸塞州坎布里奇美国科学工程有限公司承担，1979 年研制成功一种全身飞点 X 线显像系统，供野战医院快速简便检验伤病员。显像时间短，为 10~15 秒，图像信息可用多种手段处理，如使用传真或电视显示。

1974 年英国 Sicnefield 汽车公司为英军研制出了 4×4 和 6×6 汽车，1978 年完成样车。1979 年末签订生产军车的合同，其中最初的两辆为救护车。该车适合山区和远距离后送伤病员及紧急抢救。车上除一切必要抢救医疗设备外，还配有无线电通讯设备和空调。

1974 年苏联生产出 BMJI 医学化验车，用吉尔-131 汽车底盘改装。车内装有 2 台容积 26 L 的 TK-37 恒温箱，可贮存 50 个平皿。

1974 年我军卫生装备研究所研制出昆虫病原虫检验车，用 BJZ12A 型汽车整车改装而成。全车分为驾驶室和检验室两部分，可供部队进行病原虫镜检和媒介蚊虫的采集调查，并可用于小面积杀灭蚊虫。

1974 年我军卫生装备研究所研制出 HX-30 型 X 线诊断车，采用 NJ230 型越野汽车底盘改装而成。车内分成驾驶室、诊断室、暗室三部分。可进行巡回体检和医疗诊断，用于胸、腹、四肢等部位的 X 线透视、摄影和金属异物的简单定位。

1974 年我军卫生装备研究所研制出 SS-73 型野战手术车，用 CA30A 汽车底盘改装。外形尺寸 7250mm×2450mm×2970mm，手术室尺寸 3500mm×2200mm×1800mm。战时可加强师、团两级完成战伤急救手术任务，平时可用作巡回手术治疗。车上的药材携带量可处置 15~20 名常规武器伤伤员。

1974 年 5 月美军决定研制野战轮式担架，1978 年完成样品组装。该担架能在平整地形上运送伤员，能折叠收藏或运输，易于维修保养，配有安全带。

1975—1976 年美国华尔特里德陆军医学中心（WRAMC）研制出移动式供血车，全长 11.3m，备有一天采集 40U 血液所需的一切装置，包括 3 张采血床、制冷装置、30kW 发电机等。可鉴别血型，贮藏血液。

1975 年美国克莱斯勒汽车公司生产出 M886 救护车，为 4×4 驱动方式，车底盘 1.25t，车内可容纳 4~5 名卧姿伤员和 1 名医护人员，或 8 名坐姿伤员和 1 名医护人员。

1975 年美陆军装备研究部与 Bendix 公司订立合同研制 XM19 侦检报警器，1980 年 6 月提出研究报告。XM19 可监测卟啉，利用卟啉与鲁米诺在碱性溶液里起氧化反应产生出 3500~6000A 的光，利用光检器可查出 4~10μg/ml 铁-卟啉。

1975 年美陆军装备研究部与 Bendix 公司订立合同研制 XM2 生物采样器，1980 年 6 月提出研究报告。由空气、液体、电子三个处理部分组成。可自动采集大气，收集气溶胶颗粒，保存生物体存活，以备检验鉴定。

1975—1978 年美军研制出手表式联络器，可在战场供卫生员用来检测伤员。给该装置发出一个信号，启动联络器背面的两个电极，使携带者产生轻微的电子振动，报告是否受伤。

1975 年英军装备了一种用 Saracen 装甲运兵车改装的标准装甲救护车，它是抢救作战伤员的基本单元。

1975 年法军研制出个人急救包，为半透明塑料盒，体积 130mm×120mm×35mm。包内有一日剂量的药物，是专为沾染者或其同伴在事故时使用而设计的，供伤员紧急处理污染的伤口。

1975 年法军研制出医疗包，为半透明塑料盒，体积 300mm×300mm×130mm。包内有七日剂量的药物，可供治疗一个沾染者 7 天或 1 天内治疗 7 名沾染者。

1975 年日本防卫厅技术研究本部、陆上幕僚监部与东京芝蒲电气公司共同开始"野战手术系统"的研究，1983 年研制出样车，1987 年首次装备部队。此套系统由一辆 4t 卡车改装的扩展式手术车、两辆 3.5t 的卡车改装的手术准备车和灭菌车、一辆 1.5t 卡车改装的卫生材料补给车组成。

1976 年美军研制出一种"去离子-炭吸附-微孔过滤器-紫外线照射-臭氧消毒"流程的野战制水系统。每小时可制取注射用水 22.7L。

1976 年美国"布伦斯维克"公司生产出移动式野战医院，均为国际标准的集装箱，可根据使用目的和用途组拼。集装箱为单侧扩展式。运输尺寸 6m×2.4m×2.4m。

1976 年美国开始舰队医院研究工作，1979 年对方舱部分进行了探索性研究，1981 年进行冬季试验。该医院由多个方舱组成，类似"移动货架"，分医疗、外科中心、医疗保障和后勤保障三部分。

1976 年 7 月英国国防部与 Marshall of Cambrige 工程有限公司签订合同，要求该公司在兰德罗浮车的基础上改装能运送 2~4 副担架的救护车。车身采用铝合金材料，上层担架由液压传动装置装卸，可运送 4 名卧姿伤员或 6 名坐姿伤员。

1976 年法军给装甲团、机械化团、侦察团和装甲师的收集排装备了 VAB 轮式装甲救护车。

1976 年前西德改装成 0.5t 越野救护车，功率由 32kW 提高到 55kW，车速由 90km/h 提高到 110km/h。

1976 年苏联卢茨克汽车厂生产出卢阿斯-967M 型伤员前沿抢救车，为一超小型越野救护车，车上放置 2 副担架。

1976 年苏军研制出单兵急救盒，重 103g，外形尺寸 91mm×101mm×21mm，可放置在军服的胸前口袋内。盒内装有注射针管和药片，用于大规模杀伤武器条件下的战伤急救。

1976 年苏军研制出部队急救盒——战位急救盒，外形尺寸 200mm×200mm×70mm。内装有包扎材料、止血带、碘酒棉球安瓿 10 个、氨水棉球安瓿 5 个、水消毒片及安全别针。用于战伤和烧伤的自救或互救，可供 4~5 人使用。

1976 年苏军研制出新标准化卫生员袋，其结构类似原来的卫生员袋，但做了一系列改进。外形尺寸 340mm×140mm×260mm，携行重量 4.5kg。此种卫生员袋由降落伞帆布制成，内装有绷带 10 条、单兵急救包 10 个、小块无菌纱布、棉花、三角巾、胶布和 10 个安全别针、T-A-1 呼吸管、充气夹板。包扎材料可供包扎 12~15 名战伤或烧伤人员使用，药品可供战场上或战斗间隙 20~25 名伤病员使用。

1976—1977 年瑞士为高山执勤部队提供了一种新式雪崩遇难寻找仪。体积小于烟盒，类似收发报机，带有高音喇叭，寻找直径可达 60m。

1976 年我军卫生装备研究所研制出急需运行医疗箱，分专用箱和通用箱。箱体材料采用厚 15mm 的红松木，箱型统一，专用箱和通用箱尺寸基本一致，能组合成台橱。

1976 年中国海军海上医疗救护中心率先进行代医院船的研制，1981 年 10 月先后完成 4 艘同一型号的代医院船，1991 年将 Y833 代医院船改称为"南康"号医院船。船总长 86m，最大宽度 13.4m，满载排水量 2150t，航速 16kn，可救治 100 名伤员。

1977—1988 年美军研制出一种供地面救护车或空中救护飞机医务人员使用的急救监护装置，可监护伤病员的心脏功能、呼吸和血压。该装置本身配有伤病员紧急抢救装备。

1977 年英国 Laird 有限公司为英军设计出多用途履带式军用车，1978 年 4 月完成第一辆样车，7 月开始批量生产，首批 6 辆，其中一辆为全封闭救护车，可安置 3~4 名卧姿伤员或 8 名坐姿伤员。

1977 年中国空军航空医学研究所研制生产出空勤急救包，主要用于跳伞后救生（包括止血、止痛）。内装空勤急救包 1 个、止血带 1 根、空勤急救药盒 1 个、创可贴 4 贴。

1977 年我军卫生装备研究所研制出 77 型急救盒，供指战员实施包扎、止血、止痛等自救互救。外形尺寸 204mm×204mm×75mm，重量 2.08kg，携行量 5~7 人份。

1977 年我军卫生装备研究所研制出以下野战手术器械包：

①77 型甲种手术器械包：为单箱包装，适用于开颅减压、清除血肿手术，开放性气胸封闭、止血，封闭性气胸穿刺，肺叶切除与修补手术，大血管修补吻合手术等。

②77 型乙种手术器械包：分两箱包装，一箱为专科器械，另一箱为基本外科器械。适用于胃、胆、脾切除手术，阑尾、疝气手术，骨折固定，截肢手术等。它与 77 型甲种手术器械包配套使用。

③77 型丙种手术器械包：为单箱包装，用于阑尾、疝气、静脉曲张、一般性妇产、直肠、膀胱、尿道手术，清创、气管切开、静脉切开手术等。它与 77 型甲种、乙种手术器械包配套使用。

④77 型丁种手术器械包：为单箱包装，适用于气管切开、封闭性气胸穿刺等急救手术及一般性的耳、鼻检查。它与 77 型甲种、乙种、丙种手术器械包配套使用。

1977 年中国空军航空医学研究所、海军医学研究所等单位研制生产出海上救生装备，外形尺寸 650mm×360mm×45mm，总重量 8.1kg，主要用于海上被迫跳伞后救生。

1978 年美国俄勒冈州波特兰港 Simplex 制造公司研制出 Simplex2000 型液体喷洒器，1978 年 10—11 月进行了野战试验，1980 年进行改进，1980 年 6 月完成 DT 试验和 OT 试验。该装置能悬吊在直升机下喷洒液体杀虫剂，能使用高容量和超低容量（ULV）喷嘴，遇到意外能自动弹射脱离飞机。

1978 年美军医学生物工程研究所采购了一种喷洒器，为背负式，手工操作，使用超低容量喷嘴，能喷洒固体杀虫剂，对其进行军事适用性和耐用性鉴定，并进行了野战试验。

1978—1979 年美军医学生物工程研究所研制成功一种超低容量杀虫剂喷洒的野战评价装置，用于测定杀虫剂液滴大小的分布，估算喷洒装置使用杀虫剂的总量，从而精确地评价杀虫剂的效率和效益。

1978 年波兰的什切青船厂为苏联研制出"鄂毕河"号专用医院船，1980 年开始服役，1982 年编入太平洋舰队。船上设有 7 个手术室、3 个药房。船尾设有直升机起降平台和机库。

1978—1979 年比利时卫生勤务部门与几家私营公司合作研制出移动式外科医院，由标准集装箱单元组成，包括手术、术前准备、术后恢复、化验-消毒-技术单元。设计要求每天至少能处置 10 例危重急诊手术伤病员。

1978 年我军卫生装备研究所研制出高原急救手术车，采用解放 VCA10B 汽车底盘改装。两车为一组，主车为洗手消毒及手术的场所；副车为术前准备和安置发电机的场所。平时用于边防哨卡伤病员的急救处置和巡回医疗，战时可作为机动手术力量加强到师医院或野战医院。

1979 年美军对 Chadwick 公司的一种化肥喷洒器进行了 DTI 试验，1980 年进行改进，1981 年定型生产。

1979 年法军开始生产和装备了"潘哈德"VCR-IS 轮式装甲救护车。

1979 年中国海军医学研究所研制、海军医学研究所试制厂生产出 68-Ⅱ型折叠式海军舰艇专用担架，供海军舰船平战时搬运伤病员。展开尺寸 2000mm×450mm，包装体积 0.0176m³，包装重量 8.5kg，最大负荷 150kg，使用负荷 100kg。

1979 年我军卫生装备研究所研制出防护盒，内有皮肤消毒剂、解磷鼻粉剂、吹气球、纱布、防磷片、自动注射针。供部队在化学污染区域中自救互救。

十、1980—1989 年

1980 年英国的韦斯特兰公司和意大利的阿古斯特公司联合成立的欧洲直升机工业公司，开始研制军用通用型直升机，经改装可安置 16 名卧姿伤员。

1980—1981 年西德研制出 MBB0105 专用救护直升机。

1980—1982 年苏军采用 ⅡA3-672 轿车底盘研制出采血车，车厢用硬隔板分成两部分。用于运送采血人员、采血设备、试剂和其他用品，并可将血液送往基地。可同时接受供血者 5 人，运血量 56L，工作人员 12 人。

1980—1981 年苏联建造出"鄂毕"号和"叶尼塞"号医院船，长 154m，宽 18m，吃水 5.7m，航速 20kn，满载排水量 11 000t，配有 400~500 张病床，设有 7 个治疗室，1 个手术区。

1980—1982 年日本先后研制出了 DAM 型移动式分子筛制氧设备。此种设备可制取 90%~95%浓度的富氧，流量为每分钟 0.3~3L。

1980 年日军开始研究"三防"侦检车，该车是在 SU60 型装甲运兵车的基础上改装而成。

1981 年美国海军保健研究中心设计出了一种适用于野战条件下快速检测传染病病

原体的手提式检验箱，防震、防冻，平战结合，一箱两用。

1981年法军启动方舱式机动医院装备的研究计划，1984年法三军卫生总局拨出第一笔专款用于样品研制，1986年采用ISO国际标准集装箱，研制出6m单侧扩展式卫生技术方舱。

1981年8月28日印度加尔各答Hindok造船厂为印海军建造了一艘拉克沙德准普医院船，长52m，宽9m，吃水3.2m，航速12kn，设有90张病床。

1981年我军卫生装备研究所研制出履带式装甲救护车，供抢运和急救伤员，能在−40℃~50℃环境温度条件下使用。能完成包扎、固定、止血、抗休克、输氧、输液及气管切开、缝合等急救工作，可安置4名卧姿伤员或8名坐姿伤员。

1982年美国Alga公司研制出一种新型输液袋，可随意捆在四肢上，不需要电动泵，主要靠充满液体的囊（袋）膨胀后自行回缩的压力输注。

1982—1983年美国将"商用多功能车"（CUCV）改装成M1010救护车，底盘为1.25t，具有空气过滤系统，可容纳4名卧姿伤员或8名坐姿伤员。

1982年总部设在美国休斯敦的国际奥比斯首创了眼科飞行医院"DC-8"眼科飞机。

1982年英国用两艘客船"乌干达"号和"堪培拉"号改装成代医院船，前者设有200余张病床，装有90t卫材；后者设有60张病床及一个外科手术队。

1982年我军卫生装备研究所研制生产出CX-82型采血箱，供血站、驻军医院及师医院应急外出采血。可供50人份血型鉴定及采血。箱内装有采血盒、血袋备用盒、采血药械。

1982年我军卫生装备研究所研制生产出YX-82型运血箱，外形尺寸410mm×260mm×330mm；储血室尺寸308mm×158mm×178mm，储血量1600~2000ml。供短途运送血液及临时储存血液和生物制品。

1983年美国纽约州的梅德卡奇公司（Medicoch Co.）研制出机动BELMONT血库单元，安放在两轮或四轮驱动的汽车底盘上，它可作为机动医疗诊所或机动采血单元。四轮驱动车厢为全金属结构，设有采血室（有两张采血床）、盥洗室、贮藏室、计算机室、血液冷藏室、发电机室等。安有复式调节器，可使车室内温度控制在2℃~4℃，可存放450ml血袋60袋、500ml血瓶45瓶。

1983年由美陆军化学系统研究所化学生物（CB）检测警报研究室研制、中西部研究院设计和制作的XM272水质检验箱，经过样箱的设计和试验已定型。箱中所装物品可快速检查原水和处理水中的化学制剂，可供士兵在干旱和污染环境下使用。

1983年美陆军化学系统研究所对M43A1侦检器进行了改进，以替代原来的M43侦检器，M43A1是一种电离侦检器，采用物理侦检原理，能连续工作。

1983年英国兰德·罗浮公司生产出德兰德罗浮127救护车，采用4×4驱动方式，最大负载1600kg。

1983—1984年西德研制出BK-117救护直升机。

1983年以色列研制出一种简易高压氧疗设备。主要由一只聚乙烯袋构成，袋上设有两个金属或塑料接口，其中一个是氧气接口，另一个接口连接简易单向减压阀。单向阀可将袋内氧气压力调节至1.03个大气压。袋的形状和规格可根据治疗部位而定。

1983年日本建造出"千代四"号潜艇救生母舰，1985年3月装备部队。主要任务是救助遇难潜艇船员和为泊地潜艇补给。

1983年我国研制成功第一台颅脑CT扫描装置。

1984年美国LTV航空航天及国防（areospace and defense）公司研制出三种救护车，即M1035（软顶型）、M996（小型）、M997（大型）。这三种车是美军M998 1.25t高机动多用途轮式车的变型车。M998的外形尺寸长4.699m，宽2.159m，高1.75m，自重2263kg，载重量3900kg，发动机功率110kW，最高车速112km/h，续驶行程563km。M996越野机动救护车与战斗车辆相同，车壁与车顶采用杜邦公司的开夫拉防弹衬片，车身能调节，可增加载运量，可运送4名担架伤员或6名轻伤员。M997的功能除与M996相同之处外，还装有便携式心电图仪、供氧装置、呼吸装置、复苏器、温度调节装置、专用核生化防护装置。

1984年美军开始研制帐篷战地医院系统DR.ASH，1987年开始在海军陆战集团军和海军特种战斗集团军试用。全部DR.ASH系统的帐篷骨架均采用高强度轻型铝合金制成，有双层覆盖织物，层间30cm。帐篷高4.1m，可开设6~8张床位，可开展200床位的野战医院。

1984—1985年英国伦敦医疗供应国际联合公司生产出拖车式60张床位机动医院。由26辆拖车单元组成，包括1辆手术单元、1辆X线单元、2辆诊断-处置单元、1辆牙科单元、1辆化验单元、10辆6床位病房单元、4辆8床位工作人员宿舍、2辆4床位工作人员宿舍、2辆厨房、1辆工作人员就餐及1辆工作人员休息单元拖车。

1984年前东德国防军军事医学和军队卫生研究所研制出的隔热箱，用聚苯乙烯泡沫塑料制成。外形尺寸700mm×540mm×410mm，可装50U全血，在20℃~30℃时，30小时内箱内温度不超过10℃。

1984年苏军研制出一种先过滤后离子交换制取注射用水的离子交换纯水器。该纯水器包括2只交替工作的灭菌过滤器和3个离子交换柱。每只经过处理的过滤器能连续10小时制水，整套设备一次使用时间可达20小时。产水量为200L/h以上，整套设备分装在4只箱子里。

1984年日本Nikka Micron公司生产出便携式化学产氧器。

1984年日本研制出丰田高级救护车。

1984年中国海军医学研究所研制并生产出HY-90战位急救盒，可用于舰艇战位伤员自救互救。

1984年我军卫生装备研究所研制出84型坦克乘员急救盒、包，供坦克乘员自救互救。盒内装有三角巾急救包、烧伤敷料包、绷带卷、止血带等。

1984年中国空军航空医学研究所生产出空运救护装备，主要用于现场急救和机上紧急医疗处置。采用"一车、三箱"组合形式。包括航空治疗车、航空急救箱、供氧吸引箱和担架吊椅箱。

1984 年巴西用巡逻艇"罗赖马"号（满载排水量 365t）为基型船改装成医院船，船体为艏楼型，扩大了船内容积。另外，船上还设有直升机甲板。改装后的医院船满载排水量 500t，全长 47.2m，宽 8.5m，吃水 1.8m。主发动机为 2 台双轴柴油机，输出功率 525kW，航速 9kn，乘员 46 名。船上设有病房 2 个、诊室 2 个、牙科治疗室 1 个、化验室 1 个、X 线室 1 个、医务人员 21 名。

1984 年巴西研制出 ENGESA EE-34（4×4）750kg 救护车，是其轻型车的变型车，原型车 1980 年研制成功，1982 年生产。此种救护车最大越野负荷 750kg，车内可安置 2~4 名卧姿伤员和 3 名坐姿伤员。

1985 年美国 LJFTON 设备公司研制出了一种适合军用的便于牵引移动的制氧机。采用分子筛吸附分离法制氧，产氧量为 4.16m³/h，氧浓度为 92%，输出氧压力为 17.16MPa。外形尺寸 81cm×106cm×152cm，全重 680.4kg，可在-23℃~43℃环境下正常工作。

1985—1987 年英国 MSA 国际公司研制出安装在卡车上的大型医疗单元，其中有轻、中型救护车，外科急救车，运血车，医院大型门诊车，牙科门诊车，计划生育门诊车，外科车，化验车，普通 X 线车，早期胸部肿瘤 X 线车，X 线集体照相车。

1985 年法国特种支援设备公司（Cofras）在 1985 年法国"第十届沙托粒陆军装备展览会"上，展出了该公司生产的 ACP80 型机动外科手术队装备。该装备由法国三军卫生总局和法国图卢兹空运试验中心共同设计，法军军备总局委托 Cofras 公司生产。ACP80 型装备由 2 顶帐篷、全套手术室设备、全套病房设备、2 套 2KVA 发电机等组成。

1985—1987 年印度军队研制出组合式车载机动医院，由 5 辆桑克梯曼车组成。可满足前线伤员内、外科治疗的需要，且能伴随部队实施机动医疗保障。

1985—1990 年西德 Clinomobil 公司研制出的卫生技术车辆有机动化验车、机动卫生车、机动牙科车、医用半挂车和挂车等。

1985 年我国空军航空医学研究所研制并生产出航空急救箱，可适于空军飞行训练外场救护。

1985 年我军卫生装备研究所研制出组合式功能配套医疗箱，供野战部队开展医疗救治。通用箱为前单开门式，专用箱为斜开、抽屉式和前双开门式。单箱外形尺寸 600mm×320mm×375mm，全套总体积 34.4m³，主要材料为中密度纤维板和铝材。可根据需要，自由组合。

1985 年我国空军航空医学研究所研制并生产出航医诊疗箱，主要用于飞行人员外场飞行及部队短期外出执行任务时的医疗保障，也可供家庭医疗保健用。

1985 年加拿大研制出多柱多效蒸馏器。

1985 年我军卫生装备研究所研制出 80S-Ⅱ型野战手术车，可完成颅脑、胸腹、五官科等外科急救手术。平时可用于巡回医疗、抢险救灾和边远地区急发伤病员的手术处置。

1985 年我军卫生装备研究所研制出 WJ-85 型微生物检验车，在反生物战时，用于检验细菌病毒等病原微生物战剂。平时用于自然疫源地及暴发流行区的微生物检验和鉴定、流行病学的抗体水平调查、食品和环境卫生等一般卫生微生物学检验与监督。

1985年我国空军航空医学研究所研制出直升机营救吊椅，供直升机在陆地和水上悬吊营救伤员使用。

1985年我军卫生装备研究所研制出821越野救护车，可供在野战及平时条件下运送危重伤病员，可载卧姿伤员2名，或坐姿伤员4~8名，混乘时可载卧姿伤员1名、坐姿伤员2~4名，同时可乘坐医护人员1~2名。

1985年中国空军航空医学研究所研制并生产出航空治疗车（箱），为铝合金四轮推车，底部安装有方向轮和脚踏固定装置。可在机上固定和来回推动，主要用于伤病员空运途中机上的医疗护理。

1985年中国空军航空医学研究所研制并生产出空运医疗后送飞机卫生装备，可供直-5、米-8、运-5、安-26型飞机空运后送伤病员，可满足100名伤病员空运后送期间救护的需要。

1985年中国海军医学研究所研制生产出水轰五飞机卫生救护装备，用于快速搜索、营救各种遇难人员。

1986年美军研制出射流式人工呼吸器，重量仅0.5kg，体积5cm×10cm×51cm。

1986年卢森堡Electrolux国际有限公司研制出专为野战用冷藏和运输全血及成分血的运血箱，有多种型号。在环境温度变化很大的情况下，能冷藏或运送血液，可交流电直流电两用，均配有FCU200报警器。

1986年我军卫生装备研究所研制生产出消毒杀虫车，能对室内表面、建筑物局部外表和室外局部地面以及装备实施消毒，杀灭有害昆虫。每小时可消毒15个标准间或30辆救护车或6顶班用帐篷，在有建筑物地区有效距离30~50m，作业效率为每小时150~230km²。

1987年美军改装完成"仁慈"号FAH19和"舒适"号FAH20医院船。这两艘医院船满载排水量各为54 000t，全长273m，功率24 500hp，续航能力2.2万海里，航速16.5kn。各备有12张手术床和1000张病床，最大救治能力为每昼夜300名伤病员。

1987—1989年法国GIAT公司研制出方舱式机动医院，由3种方舱组成，即单侧扩展的6.096m（20英尺）技术方舱、3.048m（10英尺）勤务方舱、3.048m（10英尺）连接方舱。

1987—1989年苏联建造了一艘"斯维尔"号医院船，性能与"鄂毕"号相当。

1987年我军卫生装备研究所研制并生产出FS-50型移动式野战注射用水设备，供师医院、野战医院平战时制取注射用水等医药用水。主要工艺为反渗透-活性炭-离子交换-超滤，可直接从河水、井水等天然水中制取符合中国及美国药典规定的注射用水，产水量50L/h。

1987年我军卫生装备研究所研制并生产出WHS15纯水设备，可用于生产医药用纯水，如注射用水、透析用水、伤口冲洗用水及生物工程用水等，适合平战时使用。本设备集反渗透（RO）技术、电去离子（EDI）技术和荷电微孔过滤于一体，直接用自来水作进水生产符合中国药典及美国药典规定的医药纯水，产水量 15L/h。

1988—1992 年美国西科斯基公司研制出 HIH-60A "夜鹰" 救护直升机，是 U-60A 改型发展而成，可载 4 名卧姿伤员和 3 名乘客。

1988 年 1 月法军用 VAB 装甲输送车改装成 "三防侦察车"，车内配有核辐射传感器、化学战剂检测和分析装备，能对污染区的情况进行预警报告。

1988 年德军研制装备 "狐" 式三防侦察车，该车用轮式装甲人员输送车改装，内部主要设备有 ASGl 型核跟踪装置、MMI 型移动式质谱仪、采样装置、M43A1 型化学战剂检测器、NBC 标记装置、NBC 过滤装置。

1988 年我军卫生装备研究所研制并生产出膜法医药用水生产装置，主要用于医药工业生产医药用纯水。主要工艺流程为超滤—活性炭—反渗透—离子交换—微滤。产水量 200L/h，产水符合中国药典 "蒸馏水" 及 "注射用水" 水质标准。

1989 年西德的 Alfred Karcher 公司生产出两种安装在 5t 卡车上的新型洗消系统，一种用于高压预洗及 DADS 洗消处理，另一种用于人员及个人装备洗消。

1989 年苏联在巴黎航展上首次展出能在飞行中作外科手术的直升机 "米-17"。该机装有两台新型的 TV3-117BM 涡轮发动机，其发动机功率从 1450kW 提高到 1680kW，可以在 5000m 高度飞行。其他的改进包括拆除了机舱的燃油箱，加装了新的手术台，3 个可拉长的座椅和 1 名医生及 3 名助手的坐椅。

1989 年日本卫生学校对新型救护车提出研制设想，1990 年运用研究分科对其进行审议。该车用于一线战场，作为从排阵地到团收容所再到师收容所的伤员运送车辆。能收容危重伤员 2 名，或坐姿伤员 8 名，具有心肺机能维持能力，战略机动时能与步兵团同步机动。车上装有通讯设备，具有一定的 "三防" 能力等。

十一、1990—1999 年

1990 年国际奥比斯公司用 DC-10 飞机设计出第二架眼科飞机，1991 年 12 月开展改装。DC-10 眼科飞机上共有 19 架电视摄像机，设有带 3 套激光检查设备的检查室、手术室、手术器械洗消室、病员休息室、通讯联络中心等。

1990 年英国用 25 581t 航空训练船 "百眼巨人" 号，在数周时间内改装成有 100 张床位的医院船。船上设有复苏、术前准备、手术、术后恢复、10 张床的 ICU 单元等科室。

1990—1991 年德国 Linde 公司生产出液氧制备车，采用分子筛变压吸附技术。可制备 99.5% 的液氧。具有独立工作能力，并能迅速转移到其他场所。

1990 年德国奔驰公司研制出机动手术车，配有 1 张手术床、1 盏手术照明灯、1 台麻醉车、心脏监护仪和除颤器、外科手术器械等。

1990 年苏联应急医学野战药学医技研究所研制出 "医神" 移动式医疗诊断组合方舱，由 5 个功能方舱组成，即诊断、换药、手术、监护治疗和解毒，均安装在 MA3-543A 型长轴距越野汽车底盘上。可自行移动，也可水、陆、空运，4 小时可整装出发。

1990 年苏军采用吉尔-131 汽车底盘改装成 JIMII-B 化验车。

1990 年我军第四军医大学研制出袖珍式电子伤票机，用于战时伤员信息采集、查询、统计、传输，能快速、准确、及时地收集卫生信息（可存贮 800 多名伤员的主要信息），传输到有关单位，以提高战伤救治能力。采集信息准确率达 100%，信息传输的误码小于百万分之一。伤票机重量仅 0.6kg，内装 4 节 5 号电池，使用方便，操作简单。

1990 年我军卫生装备研究所研制出野战救护车，可供平战时急救与运送伤员。底盘型号 NJ221BZ3。每次可急救、抗休克 1 名伤病员，运送 1 名卧姿伤病员或急救、抗休克 1 名伤病员，运送 2 名坐姿伤病员。

1990 年我军卫生装备研究所研制并生产出 WQZ5030 型越野救护车，采用 WH213（4×4）型吉普车底盘改装。经局部改进，使车辆的动力性、燃油经济性、通过性及平顺性有所提高。车上装有双层担架及二级减震装置，采用发动机废气余热热管换热器取暖，在-30℃条件下，行车时车内平均温度可达 5℃以上。车内可安置 2 名卧姿伤员，或 4 名坐姿伤员和 1 名医护人员。

1990 年我军卫生装备研究所研制出 S-90 型野战制液车，供部队平战时制备大输液，可与机动医院配套或装备摩托化师，是军区、分部、制液站加强制液能力的技术装备。制备能力：每批 300 瓶（袋），每瓶（袋）500ml。所制备的大输液质量符合中国药典 1990 年版（二部）规定。

1990 年我军卫生装备研究所研制生产出 WYX-90 型运血箱，可运送血液，或其他需保温冷藏的药品和生物制品等。适于热区、寒区多种机动运输工具运送。热区环境运送血液 200ml 血袋 30 袋，寒区冷环境运送 200ml 血袋 20 袋。

1990 年我军卫生装备研究所研制出 s-90 型野战运血车，全长 4870mm，总宽 1964mm，总高 2260mm。装备野战医疗所、师医院、中心血站及其他医疗卫生单位，用于运输瓶装（或袋装）血液和血液制品、贮存血液、临时应急采血（需另配装采血器材）。

1990 年我军卫生装备研究所研制出 S-90 型野战制氧车，制备的氧气纯氧度 90%±1%，产氧量 5m³/h；最大充瓶压力 15MPa，压氧充瓶速率 5m³/h。在展开地域利用环境空气作原料气制取氧气并压氧灌瓶，供师以下医疗单位就地快速制备医疗用氧。

1990 年我军卫生装备研究所研制出 S-90 型野战 X 线车，供战时及平时作机动 X 线诊断装备使用。车上装备有 100mA X 线机，可做站姿、卧姿透视摄影，胃肠点片，冲洗 X 线照片等。

1991 年法国 GIAT 公司生产出新型箱式急救车，车身框架为自承式复合板，内外层为铝锰皮，夹芯为绝缘层，车内可设置 1 张外科手术床和 8 个医疗箱。除输氧、输液装备外，还有内部通讯设备。

1991—1993 年印度研制出新型机动野战医院系统，由 4 辆厢式卫生技术车辆组成，通过中间十字通道帐篷连接，展收方便，机动性好。

1992 年美国西克斯基公司推出的 S-92 国际通用型直升客车，是 S-70 系列直升机的发展型，可用于伤员后送。客舱长 5.89m，宽 1.83m，高 1.83m。

1992—1993 年美陆军卫生部（AMEDD）改装研制成一种适应未来战场医疗后送支援的新飞机系统"C-211 高性能救护机"（HCAA），该机至少能运送 12 名卧姿伤病员。具有空运医疗物资到前方医疗机构的货运能力，能空运前方外科医疗队（FSCS）。

1992 年德军研制出的急救野战医院方舱系统，共有 60 个方舱，可展开一个规模很大、医疗范围很广的野战医院。该系统配备有 CT、监护病房、透析仪及气相色谱和质谱联合分析仪、高压液相色谱仪等。

1993 年南非军队装备了一所机动野战医院。该医院由 20 个独立的恒温集装箱组成，设有 126 张床位。具体单元为 1 个综合医疗单元、1 个带淋浴设施的消毒单元、1 个 X 线机单元、1 个特护单元、1 个急诊单元、1 个门诊单元、1 个药房单元、2 个医疗病房单元、2 个手术病房单元、1 个普通儿科病房单元、1 个儿科矫形病房单元、2 个成人矫形病房单元、4 个习步矫形单元、1 个带 X 线机的牙科单元。此外，该医院还配有一台救护车、两套野战医疗帐篷（内配 50 张病床）。集装箱为 6m 长的国际标准集装箱。

1993 年美国陆军对 UH-60 黑鹰医疗后送直升机进行评估，以评定其在执行空中医疗救护任务时的性能特点。该机经过特殊改装，能在各种复杂气候和夜间执行后送任务。改进工作包括：一台高性能计算机、惯性导航系统、卫星和多波段通讯系统、雷达和激光报警接收机、前后红外系统等。

1993 年法海军航空兵实用中心（CEPA）与法三军卫勤专家一起从 1993 年 5 月起就新型机载医疗救护组合单元进行了应用理论及构件研究。

1993—1995 年美军研制出单兵监护器 PSM，可在受伤现场分类、评价、治疗和后送伤员过程中监视伤员的生命体征，确定伤员的位置。

1993—1995 年美军研制出野战医助便携式计算机 FMA，它能发射和接收单兵监护器测得的生命体征、伤员状况信息、医疗救治记录；图形显示伤病员信息，可用声音命令将信息输入计算机，提供临床知识、医学数据和医疗决策支援，向专家咨询等。

1993—1995 年美军研制出的野战医疗协调器 FMC，是便携式计算机的一种，功能与野战便携式计算机大致相同，可自动将伤员分类、评估、治疗数据发送给创伤救治服务器上，帮助现场的医务人员安排伤病员后送的先后顺序。

1993—1995 年美军研制出的创伤救治模块，是信息与管理的中心交换点。创伤救治信息管理系统与外界的联通，用电子版本保存野战医疗记录和当前治疗情况，提供疾病控制中心和国家管理局等单位的紧急救治方案的数据库。

1993—1995 年美军研制出的创伤救治便携器，可提供野战电子医疗记录、伤病员病史、治疗和后勤决策支持系统和数据库。用简单、相容的直观图形用户接口与临床医生交流工作，将各种诊断指南和治疗方案等医学知识进行编码，承担数据库资源和保健医疗人员之间的智能代表。

1993—1994 年俄军应急医学野战药学医技研究所研制出团救护所机动复合装置，由 4 辆汽车组成，其中 1 辆为换药车，1 辆为分类后送车，2 辆运送装备的卡车。药材装备可自行工作 2 天。展开时间 40 分钟，撤收时间 60 分钟。展开总面积 72m³，每小时可救治 15 名伤员。

1993—1994 年俄军应急医学野战药学医技研究所研制出手术复苏机动复合装置（KOPII），由安装在 KamA3-43 10 汽车底盘上的手术室和复苏室、分类后送组的医用帐篷 IICM-4、电源车及洗涤灭菌车等组成。每小时通过能力为 12 名伤员，展开时间为 30 分钟。

1993—1994 年俄军应急医学野战药学医技研究所研制出灾害医学卫生列车，分设手术车厢、抗休克车厢、监护治疗和复苏等车厢。可在运送途中进行优良医疗救护，而一旦遭遇封锁时可履行"列车医院"的职能。

1993—1994 年俄军应急医学野战药学医技研究所研制出新型个人急救包，使用合成材料，吸湿性能好。

1993—1994 年俄军应急医学野战药学医技研究所研制出折叠式空运伤员用医疗箱，可在空运后送途中对伤病员进行紧急医疗救护、输血输液和复苏。

1993—1994 年俄军应急医学野战药学医技研究所研制成的军队信号装置，是将接收和记录信号的装置安装在伤员后送车辆上。

1993—1994 年俄军应急医学野战药学医技研究所研制成一种安装在伤员后送车辆上的雷达设备，可发现缝在军衣上的被动标志（150m）或卫勤设施上的主动标志（有效距离 1500m）。

1993—1994 年俄军应急医学野战药学医技研究所研制出一种具有夜视仪功能又有热力测向仪功能的伤员搜寻设备。

1994 年俄军在美、俄、加三国每年轮流举行的北极搜索与救生军事合作演习中，动用了自己的空中医院，此种医院由伊尔-76 货机改装，机上设置一套活动式手术单元，可在飞行中对伤员实施手术治疗。另外，空中医院上还配有空投救护所，投到地面后，用车拖至事故地点，可在 30 分钟内展开工作，展开后的救护所呈十字形，可同时治疗 18 名伤员。

1994 年 9 月日军研制出新型救护系统"远程诊断"装置，可将伤员的症状图像和身体症状传输至通讯卫星，由卫星再传给专家医生，然后将诊断和处置意见反馈给救护所或救护车或救护直升机。

1994 年我军卫生装备研究所研制并生产出多部位骨折真空固定器材。它可用于严重骨折和多发伤固定、抢运后送伤员。分全身真空固定担架和多部位真空固定垫两种。前者主要用于脊柱、骨盆及大腿上部骨折伤和多发伤伤员的快速固定、抢运、后送；后者是以大、中、小三个垫为一体的真空垫，配合普通担架用于头颅、四肢及其他部位骨折伤伤员和平时手术固定等。

1995 年美国华尔特里德陆军研究所研制出个人监测器和数据包，它通过卫星把定位数据报告给指挥与控制中心，评价伤员伤情，调度战场上距伤员最近的医务人员。

1995 年美陆军研究所（ARL）与医疗先进技术器材局（MATMO）合作研制出前方便携式远程医疗系统（MEDIC-CAM），由轻型头盔系统、控制盒、铅酸蓄电池三部分组成，可将前方军医所见到的伤员状况传送给数千公里以外的医学专家。

1995 年美国华尔特里德陆军研究所研制出小型静脉输液复苏泵。该泵不到 300g，输液量可达 100ml/min，可根据伤员的血压、血气、pH 和血容量补液。

1995 年德国奔驰救护车环保技术公司研制出一种机动检验车，由一辆总重 9.3t 的载重汽车改装而成。车厢是铝复合的多层结构，稳定性很强，可抗化学侵蚀，可作地面、空气及水样的采样，现场定性、定量分析及消毒等。

1995 年德国联邦防务技术和平办公室与奔驰航空航天公司签订合同，研制模块化野战医院。整套医院由 61 个方舱组成，其中 17 个可横向连接。

1995 年俄军应急医学野战药学医技研究所完成了部队机动药房试验设计工作，它可供师独立卫生营药材科使用。此套装备由 2 辆 KamA3-4310 汽车底盘改装的主车和 2 辆 2NH-4m 挂车组成。第 1 辆主车设置预消毒室、灭菌室，第 2 辆主车设置配方室和材料室。第 1 辆挂车设置洗涤室和消毒灭菌室，第 2 辆挂车设置能源设备。

1996 年 1 月美海军陆战队化学—生物事故反应部队试验了一种受生化污染的前线救治伤员的医用摄像机。其外形像一副太阳镜，可戴在医护人员防毒面具的外面，工作时镜上的小型摄像器将图像传送到高机动多用途车上的战场医务指挥室。若将其与通讯卫星相连，世界范围内的专家均可同步收到该图像和声音。

1996 年 2 月美空军签订了一项生产作战生存定位器的合同。此种定位器采用一个重量 784g 以下的无线电收-发机（包括电池），使用保密波形和防截听与防探测技术，通过现役军用超高频通讯卫星与联合防务中心进行联络。

1996 年美军研制出了一种新型装甲救护车，这是美军自越战以来首次更新其装甲救护车。该车采用机动火箭发射器的底盘，载重量 30t，可运送 12 名坐姿伤员和 9 名卧姿伤员，同时还包括 3 名车组成员。车身装甲可防护小型武器及弹片，同时还具有防核爆炸和核辐射的能力，最高时速可达 112 654.08m（70 英里）。

1996 年俄国防工业界用反渗透法研制出新式 OPS-5 型净水车。该车包括箱式车身运载车、30kW 发电机、RDV-5000、水罐、水泵、吸入式过滤器、净水装置等。每小时最大可处理水 5~6m^3，最小 1.8~3m^3。

1996 年我军第一军医大学研制出我国第一台伽马刀。

1996 年我军卫生装备研究所研制、北京亚奥实业总公司生产的 FY-4 型医用保健制氧机。

1996 年我军第二军医大学研制出伤员搜索仪，灵敏度高，抗干扰能力强，用于寻找伤员。

1997—1999 年美陆军卫生部研制改装了 UH-60Q“黑鹰”救护直升机，改进了现行的 UH-60A 救护直升机的医疗、航行和通信能力。

1997 年中国海军医学研究所研制出船用医疗模块系统，供海上医疗救护。医疗训练功能模块群有 14 件，即 6 个 12.192m（40 英尺）国际标准集装箱和 8 个 6.096m（20 英尺）国际标准集装箱改装的医疗模块，基本医疗装备共计 106 个品种，239 件。另配 2 个 6.096m（20 英尺）国际标准集装箱改装的中央空调模块和 2 个 1.219m （4 英尺）国际标准集装箱改装的中央通道模块。排列方式为 7 列 4 行单层布置于 0891A 船艏楼甲板前中部。

1999 年美国研制出的"创伤伤员生命保障和运送"系统，是一种机动式微型重病特别护理装置。在前线，这种重 61.236kg（135 磅）的平台可用于稳定伤员病情，并提供一种有利的护理环境。"创伤伤员生命保障和运送"担架样品已在沃尔特·里的陆军医疗中心进行的一系列演习中进行了试验，但在未来两年内还必须对该担架进行全面开发。

1999 年美陆军研制出装甲医疗后送车（AMEV），拟取代重型营作为医疗后送车使用的 M113A2/A3 装甲救护车。新研制的装甲医疗后送车可运载 4 名担架伤员和 4 名坐姿伤员，并能提供相应的医疗保障。车上安装有供氧、吸引和标准医疗设备，同时配备有必要的医疗补给品。1999 年春，在加州欧文堡举行的一次演习中对该车进行了试验，试用情况良好。1999—2000 年陆军将继续对该车的研制工作进行投资。

1999 年美陆军埃奇伍德化学和生物中心正在研制野战检水装置"水质检测盒"，适合个人携带，用电池供电，可连续工作 12 小时，检出率为 90% 左右。能检测、鉴别和定量现有的化学和生物战剂及对人体有害的工农业化学毒物和生物疫源体。

1999 年美陆军医学研究和材料司令部联合美军环境医学研究所等单位研制士兵生理状况检测器。

1999 年我军卫生装备研究所成功研制 S95-100 野战机动医疗系统，可保障 100 张病床救治需要。该系统由下列方舱组成：手术方舱、术前准备方舱、急救方舱、药械供应方舱、临床检验方舱、技术保障方舱、X 线诊断方舱、消毒灭菌方舱、卫勤作业方舱、通道连接方舱。在舱内可做紧急救命手术，早期外科处置，专科治疗，胸、腹、四肢、颅脑的 X 线诊断，临床生物化学、血液学、细菌学检验，器械、液体、敷料消毒等。适用于野战、灾害救援及野外作业环境下救治伤病员。

十二、2000 年

2000 年德国海军海上机动医疗救援中心即将投入使用。海上机动医疗救援中心建在德国海军新建的"柏林"号后勤补给舰上，该舰长 176m，排水量 20 000t，舰员定额 140 人。由放置在后勤补给舰主甲板上的 26 个集装箱组成，集装箱通过多个通道连接在一起，在舰船甲板上起降的直升机能从遥远的舰船上将伤病员送到航行中的海上救援中心，随船医疗人员可以在甲板上为伤病员实施医疗急救。

2000 年我军卫生装备研究所研制出 S97.4X 野战医疗箱系统，由师、团（旅）、营、连医疗箱系统组成。采用模块形式扩充或组配，由一定数量不同的功能模块医疗箱外加一定数量的帐篷，构成不同的医疗单位。

2000 年我军卫生装备研究所研制出直杆式、两折式和四折式通用担架。担架杆等部件采用铝合金材料。折叠担架采用新型折叠技术，弥补了传统折叠担架易使伤员翻转倾覆的缺陷。

2000 年我军卫生装备研究所研制出卫生防疫车，该车采用 NJ2045PAA（4×4）二类越野汽车底盘改装。可用于部队集结地、野战医院、伤病员转运站、部队营房和附近居民点等室外环境消杀细菌和蚊蝇等媒介昆虫。

2000 年我军卫生装备研究所研制出野战急救车，该车采用 NJ2045PAA（4×4）二类越野汽车底盘改装，不改变驾驶室和底盘的主要总成，保留原车驾驶室的基本结构。可运送 2 名重伤病员，随乘 1 名医护人员，并能实施伤病员包扎、固定、外伤止血、通气、输液、供氧等紧急救治。

2000 年我军卫生装备研究所研制出战位急救箱，内装包扎、止血、固定、通气急救器材、止痛和防疫药品，"三防"急救药材，总重量 5kg 以下，装备坦克、装甲车、步兵战车、自行火炮、牵引火炮、高炮、场站、舰艇等。

2000 年我军卫生装备研究所研制出单兵急救盒，内装包扎、止血、通气急救器材，止痛和防疫药品，"三防"急救药材，总重量 380g 以下。便于单兵自救互救。

2000 年我军卫生装备研究所研制出 SC-11 超纯水装置，采用反渗透与离子交换树脂做基本脱盐手段，配合荷电微孔滤膜作终端处理，制备纯水、高纯水，产水流量 30L/h，电功消耗 60W。

十三、2001 年

2001 年我军卫生装备研究所研制出微型急救吸引器，采用新一代单片微机控制和轻触薄膜键，人机界面无任何调节旋钮，实现了数字化操作，操作极其简单，只需轻轻一触即可。本机体积小，重量仅 4.8kg。压力传感器检测控制负压，具有负压数字设定和保护功能。

2001 年我军卫生装备研究所研制出加压快速输血输液器采用充气加压，从液袋外部施压，不受吊挂高度的限制，环境适应性强，设置有超压保护功能，安全可靠。

2001 年我军卫生装备研究所研制出野战手术床由台面和支腿两大部分组成。具有操作简单、携带方便、折叠可调以及环境适应性强等特点。具有多个体位调节形式，配置多种手术用附件，可满足耳鼻喉科、泌尿外科、胸部外科、肾脏外科、骨科、甲状腺等手术要求。

十四、2002 年

2002 年我军卫生装备研究所研制出汽车后送伤员附加装置，展开尺寸（长×宽×高）1420mm×860mm×1420mm。一套安装在运输车上的附加装置一次可送担架伤员 3 名。一台空车可同时使用 2 套附加装置。适用 EQ1092F（4×2）、CA1092（4×2）型汽车及与该两种车型吨位相同的军用载重汽车；适用 WGD2000 系列通用担架、制式铝杆担架、制式木杆担架、折叠式 63-1 担架、短途担架、69 型担架、DJ83 型担架。

2002 年我军卫生装备研究所研究的 S01-40 野战手术车采用 EQ2102 底盘改装。车厢和底盘可以分离，用升降机构实现车厢的装卸，车厢可双面扩展，展开面积约 22m²。扩展地板和扩展顶板用电动或手动扩展机构实现车厢在车上和车下的展收。同时展开 2 张手术床，昼夜可完成大中小手术 40 例。

2002 年我军卫生装备研究所研制出 S01-10 野战运血车，采用压缩制冷、密封隔热、智能控制等技术，使装备具有血液运输温度稳定，运储质量可靠，操作简单方便，机动高效的特点。一次运储血液最大量 100L，运储温度为 4℃±2℃或-20℃~2℃；工作温度-41℃~46℃。

2002 年我军卫生装备研究所研制出野战 X 线诊断车，采用 EQ2102 越野底盘改装，手动和电动单面扩展式车厢。内部配置有 30kW 高频 U 型转臂式 X 线诊断机，X 线图像采集、处理、存储、管理和输出的图像工作站系统，自动洗片机及暖风和空调系统。能在-41℃~46℃的外部环境下保障内部环境舒适性。

2002 年我军卫生装备研究所研制出野战消毒灭菌挂车，采用 GTD97-2/3-I 单轴胎扭杆悬挂车底盘改装，上翻门半敞开式车厢结构。安装有超声波清洗器、台式高压蒸气灭菌器、洗衣机、干衣机及水路系统等。人员在地面沿车周边进行操作。能在 2℃~46℃环境下工作。

2002 年我军卫生装备研究所研制出的军医背囊，主要用于火线伤员呼吸障碍急救、穿刺排气、防治休克和抗感染等紧急救治；卫生员背囊主要用于火线伤员包扎、止血、止痛、固定和通气等紧急救治。军医背囊外形尺寸 35cm×17cm×52cm，重量小于 9kg；卫生员背囊外形尺寸为 31cm×14cm×47cm，重量小于 7kg。

2002 年我军卫生装备研究所研制出 S2002 型海上漂浮附加装置，其与通用担架配套，附加固定在通用担架上，能够在海上、水面载人漂浮，实现抢滩登陆作战中快速抢救和搬运伤员的目的。该附加装置主要由前后浮板、浮筒、枕垫和固定缚带等构成。漂浮材料选用新型闭孔聚酯发泡塑料，外用橙黄色布包裹，具有载人漂浮力大、抗翻转能力强等特点。

参考文献

[1] 傅征. 军队卫生装备 [M]. 北京: 人民军医出版社, 2004

[2] 总后勤部卫生部. 野战医疗箱包囊架 [M]. 北京: 解放军出版社, 2006 (内部教材)

[3] 总后勤部卫生部. 野战卫生技术车辆 [M]. 北京: 解放军出版社, 2006 (内部教材)

[4] 总后勤部卫生部. 急救装备 [M]. 北京: 解放军出版社, 2006 (内部教材)

[5] 总后勤部卫生部. 特诊装备 [M]. 北京: 解放军出版社, 2006 (内部教材)

[6] 总后勤部卫生部. 检验装备 [M]. 北京: 解放军出版社, 2006 (内部教材)

[7] 总后勤部卫生部. 理疗消毒及五官科装备 [M]. 北京: 解放军出版社, 2006 (内部教材)

[8] 李瑞兴, 陈征宇. 德军卫勤保障研究 [M]. 北京: 军事医学科学出版社, 2006

[9] 总后勤部卫生部. 野战卫生装备科研成果汇编 [M]. 北京: 解放军出版社, 2004

[10] 罗二平, 林永超. 军队卫生装备 [M]. 西安: 第四军医大学出版社, 2003 (内部教材)